Uni-Taschenbücher 406

T0210958

UTB

Eine Arbeitsgemeinschaft der Verlage

Birkhäuser Verlag Basel und Stuttgart
Wilhelm Fink Verlag München
Gustav Fischer Verlag Stuttgart
Francke Verlag München
Paul Haupt Verlag Bern und Stuttgart
Dr. Alfred Hüthig Verlag Heidelberg
J. C. B. Mohr (Paul Siebeck) Tübingen
Quelle & Meyer Heidelberg
Ernst Reinhardt Verlag München und Basel
F. K. Schattauer Verlag Stuttgart-New York
Ferdinand Schöningh Verlag Paderborn
Dr. Dietrich Steinkopff Verlag Darmstadt
Eugen Ulmer Verlag Stuttgart
Vandenhoeck & Ruprecht in Göttingen und Zürich
Verlag Dokumentation München-Pullach

Konrad Hennig
und Peter Woller

Nuklearmedizin

Mit 61 Abbildungen und 2 Tabellen

Springer-Verlag Berlin Heidelberg GmbH

Prof. Dr. sc. med. Konrad Hennig, geboren am 1. November 1915 in Bautzen, studierte 1938 bis 1942 Medizin an den Universitäten Leipzig und Heidelberg. 1942 Staatsexamen und Promotion. 1950 Facharzt für innere Krankheiten. 1955 Facharzt für Röntgenologie und Strahlenheilkunde.

Seit 1955 Leiter der Abteilung Nuklearmedizin der Medizinischen Akademie „Carl Gustav Carus" Dresden.

1961 Habilitation und Dozent für das Fach Röntgenologie und Strahlenkunde. 1970 Professor. Rund 150 wissenschaftliche Veröffentlichungen. Mitglied der Gesellschaft für Medizinische Radiologie der DDR, Mitglied der Gesellschaft für Nuclearmedizin.

Dr. rer. nat. Peter Woller, geboren am 3. September 1932 in Hohenstein-Ernstthal, studierte 1951 bis 1957 Physik an der Universität Rostock 1957 Diplom-Examen.

1957 bis 1962 Wissenschaftl. Assistent am Physikalischen Institut der Universität Rostock und an der Fakultät für Kerntechnik der Technischen Universität Dresden.

Seit 1962 klinischer Strahlenphysiker in der Abteilung Nuklearmedizin der Medizinischen Akademie „Carl Gustav Carus" Dresden.

1971 Oberassistent und Promotion.

Rund 50 wissenschaftliche Veröffentlichungen.

Mitglied der Gesellschaft für medizinische Radiologie der DDR und der Gesellschaft für Pathophysiologie der DDR.

Lizenzausgabe des Verlages Theodor Steinkopff, Dresden
Alle Rechte vorbehalten
(insbesondere des Nachdrucks und der Übersetzung)
Kein Teil dieses Buches darf in irgendeiner Form (durch Fotokopie, Xerographie, Mikrofilm, unter Verwendung elektronischer Systeme oder anderer Reproduktionsverfahren) ohne schriftliche Genehmigung des Verlages Theodor Steinkopff, Dresden, reproduziert werden.

Copyright 1974 Springer-Verlag Berlin Heidelberg
Ursprünglich erschienen bei Theodor Steinkopff, Dresden 1974

ISBN 978-3-7985-0382-3   ISBN 978-3-642-85284-8 (eBook)
DOI 10.1007/978-3-642-85284-8

Einbandgestaltung: Alfred Krugmann, Stuttgart
Gebunden bei Großbuchbinderei Sigloch & Henzler, Stuttgart

Vorwort

Als Pionierleistung für die Nuklearmedizin gilt die Entwicklung der Indikatortechnik mit radioaktiven Isotopen durch den ungarischen Physikochemiker und Nobelpreisträger Georg von Hevesy. Die Methode beruht auf der Annahme, daß lebende Organismen nicht zwischen den verschiedenen Isotopen eines Elements unterscheiden können. Wird einem Organismus ein radioaktives Isotop zugeführt, so erleidet es das gleiche Schicksal wie die inaktiven Isotope des betreffenden Elements, das heißt es nimmt in gleicher Weise an denselben Transport-, Stoffwechsel- und Ausscheidungsvorgängen teil. Das radioaktive Isotop kann aber auf Grund seiner Strahlung qualitativ und quantitativ verfolgt werden, es dient als Indikator oder Tracer.

Die Untersuchungen mit Radio-Indikatoren waren zunächst auf natürliche radioaktive Isotope beschränkt, zu denen später künstlich erzeugte hinzukamen. Doch erst nach dem Bau von Kernreaktoren – der erste wurde 1942 in Betrieb genommen – konnten im erforderlichen Umfang radioaktive Isotope praktisch aller Elemente erzeugt werden. In Verbindung mit der Entwicklung empfindlicher Strahlungsdetektoren und den großen Fortschritten der Elektronik waren die technischen Voraussetzungen für den ungeheuren Aufschwung der Nuklearmedizin in den vergangenen 20 Jahren gegeben.

Als Ursache für diese rasante Entwicklung sind die großen Vorzüge der nuklearmedizinischen Verfahren anzusehen:

– Mit radioaktiven Isotopen lassen sich krankhafte Abweichungen erkennen, die mit anderen Methoden nicht zu erfassen sind.

– Die nuklearmedizinischen Untersuchungsverfahren sind in der Regel für den Patienten sehr viel weniger eingreifend als vergleichbare andere Untersuchungen.

– In der Nuklearmedizin können so minimale Substanzmengen verwendet werden, daß toxische, pharmakologische oder allergische Wirkungen mit großer Sicherheit vermieden werden.

Die zunehmende Bedeutung der Nuklearmedizin für die medizinische Betreuung der Bevölkerung läßt es notwendig erscheinen, daß sich der ambulant oder klinisch tätige Arzt über die Möglichkeiten informiert, die diese modernen medizinischen Verfahren eröffnen. Hierbei Hilfe zu gewähren, aber auch Medizinstudenten und Angehörigen der medizinischen Hilfsberufe die Grundlagen des Fachgebietes zu vermitteln, ist Anliegen dieser Schrift.

Die Verfasser danken allen, die durch ihre Unterstützung zu dieser Publikation beitrugen. Ganz besonders sei den Herren Prof. Dr. Finck, Rostock, und Prof. Dr. Adam, Ulm, für ihre wertvollen Hinweise und Anregungen gedankt. Für die Durchsicht des Manuskripts gebührt auch Herrn Doz. Dr. Löbe, Leipzig, aufrichtiger Dank. Schließlich sei dem Steinkopff-Verlag für die erfreuliche Zusammenarbeit bei der Herausgabe dieser Schrift gedankt.

Dresden, im Frühjahr 1974

Die Verfasser

Inhaltsverzeichnis

X

1. Physikalisch-technische Grundlagen

1.1. Grundbegriffe

Atome: Atome als Grundbausteine aller stofflichen Materie bestehen aus dem im Verhältnis zum Atom kleinen (positiv geladenen) Atomkern, der praktisch die gesamte Masse des Atoms in sich vereint, und der den Atomkern umgebenden (negativ geladenen) Elektronenhülle.

Atomkerne: Die Atomkerne sind aus Nukleonen, das heißt aus Protonen (positiv geladen) und Neutronen (ohne Ladung) aufgebaut. Sie lassen sich eindeutig kennzeichnen durch ihre Protonenzahl und ihre Massenzahl ($=$ Protonenzahl $+$ Neutronenzahl): $^4_2$He (2 Protonen, 2 Neutronen), $^{16}_8$O (8 Protonen, 8 Neutronen) usw. Da die Protonenzahl ($=$ Kernladungszahl) mit der Ordnungszahl im periodischen System der Elemente identisch und diesem zu entnehmen ist, wird sie meistens nicht mit angegeben: ^{4}He, ^{16}O usw. (mitunter wird auch die Schreibweise H^4, O^{16} usw. angewendet).

Nuklide: Eine Atomkernart, charakterisiert durch Protonen- und Neutronenzahl, bezeichnet man als Nuklid.

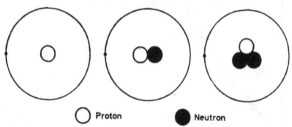

Abb. 1: Die Isotope des Wasserstoffs. ^{1}H und ^{2}H (schwerer Wasserstoff, Deuterium) sind stabil, ^{3}H (überschwerer Wasserstoff, Tritium) ist radioaktiv.

Isotope: Nuklide mit gleicher Protonen-, jedoch unterschiedlicher Neutronen- (und Massen-)zahl nennt man Isotope (am gleichen Platz im Periodensystem). Die Zahl der Hüllenelektronen ist gleich der Zahl der Protonen im Atomkern: zu Isotopen eines Elements gehört die gleiche Anzahl und Konfiguration der Hüllenelektronen. Isotope unterscheiden sich daher nicht in den durch die Elektronenhülle festgelegten chemischen Eigenschaften (sie bilden dieselben Verbindungen und sind chemisch nicht trennbar).

Radioaktivität: Stabil sind nur Atomkerne mit ganz bestimmten Verhältnissen von Protonenzahl zu Neutronenzahl, die im Dia-

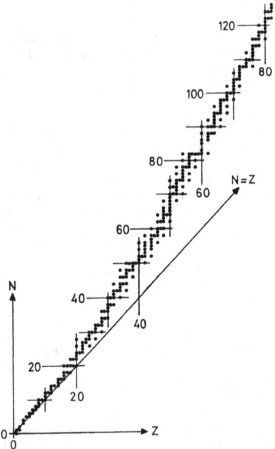

Abb. 2: Neutronenzahl (N) über Protonenzahl (Z) der stabilen Kerne.

gramm N über Z (Neutronenzahl über Protonenzahl) lediglich eine schmale „Straße" in der Nähe von N = Z belegen (Abb. 2). Alle Kerne links und rechts und in der Verlängerung der stabilen Straße sind instabil; sie wandeln sich spontan, das heißt ohne Einwirkung von außen, unter Emission von Strahlung um. Diese Atomkerne nennt man radioaktiv; die Eigenschaft instabiler Atomkerne, sich spontan umzuwandeln, heißt Radioaktivität.

Radioaktiver Zerfall: Die spontane Umwandlung instabiler Atomkerne bezeichnet man unzutreffend auch als radioaktiven Zerfall.

Radionuklid: Eine instabile Kernart nennt man radioaktives Nuklid oder Radionuklid.

Radioisotop: Entsprechend bezeichnet man instabile Isotope eines Elements als radioaktive Isotope oder Radioisotope.

Radioaktive Strahlung: Die den radioaktiven Zerfall begleitende Strahlung heißt radioaktive oder (wegen ihrer Fähigkeit, Luft und andere Stoffe zu ionisieren) ionisierende Strahlung. Dazu gehören die α-, die β- und die γ-Strahlung. Die α-Strahlung besteht aus Heliumkernen (2 Protonen und 2 Neutronen im Verband), die β-Strahlung aus Elektronen; die γ-Strahlung ist eine elektromagnetische Strahlung wie auch das Licht, jedoch von wesentlich kürzerer Wellenlänge. Die γ-Strahlung kann – wie jede elektromagnetische Strahlung – auch als Teilchenstrahlung aufgefaßt werden (im Rahmen der Nuklearmedizin stets); die Strahlungsteilchen heißen (γ-)Quanten.

Zerfallsenergie: Eine spontane Kernumwandlung ist nur möglich, wenn der bei der Umwandlung entstehende Kern energetisch auf einem niedrigeren Niveau liegt als der Ausgangskern, das heißt, wenn der Vorgang exotherm (unter Energieabgabe) verläuft. Die gesamte, beim Zerfall freiwerdende Energie bezeichnet man als Zerfallsenergie.

Strahlungsenergie: Als Strahlungsenergie bezeichnet man bei α- und β-Strahlung die kinetische Energie der Teilchen, bei γ-Strahlung die Energie der Quanten.

Energie-Einheit „eV": Das Elektron(en)volt (eV) ist eine Energie-Einheit, die der Atom- und Kernphysik besonders angepaßt ist (so wie das Kilopondmeter der Mechanik, die Wattsekunde der Elektrizität und die Kalorie der Wärmelehre). Für Elektronen ist die Energie-Einheit eV recht anschaulich: die in eV angegebene Energie ist zahlenmäßig gleich der Spannung, mit der dem Elektron diese Energie erteilt werden kann.

3

1.2. Gesetzmäßigkeiten des Zerfalls

Der spontane Zerfall instabiler Atomkerne ist ein statistischer Vorgang, der eindrucksvoll das dialektische Verhältnis von Notwendigkeit und Zufall widerspiegelt: Der Zerfall einer unbegrenzt großen Menge eines Radionuklids gehorcht exakt bestimmten Gesetzmäßigkeiten (Wahrscheinlichkeitsaussagen). Je kleiner die Menge ist, um so stärker treten zufällige Abweichungen vom durchschnittlichen Verhalten in Erscheinung. Für einen einzelnen Kern ist überhaupt keine Aussage darüber möglich, wann er zerfällt, in welche Richtung ein Strahlungsteilchen emittiert wird usw.

1.2.1. Halbwertzeit, Zerfallskonstante, mittlere Lebensdauer

Der zeitliche Ablauf des radioaktiven Zerfalls läßt sich charakterisieren durch

– die Zeit, die die Kerne im Durchschnitt „überleben": *mittlere Lebensdauer,*
– die Zeit, in der im Durchschnitt die Hälfte der jeweils vorhandenen Kerne zerfällt: *Halbwertzeit,*
– den Anteil der Kerne, der im Durchschnitt pro Zeiteinheit zerfällt: *Zerfallskonstante.*

Die drei von Radionuklid zu Radionuklid verschiedenen Größen sind physikalisch gleichwertig:

$$0,693 \times \text{mittlere Lebensdauer} = \text{Halbwertzeit} = \frac{0,693^{1)}}{\text{Zerfallskonstante}}$$

1.2.2. Aktivität

Multipliziert man die Zerfallskonstante mit der Zahl der vorhandenen instabilen Kerne, so erhält man die Zahl der im Durchschnitt pro Zeiteinheit zerfallenden Kerne, die als *Aktivität* bezeichnet wird:

Zahl der im Durchschnitt pro Zeiteinheit zerfallenden Kerne = Aktivität = Zerfallskonstante × Zahl der instabilen Kerne

[1]) 0,693 = natürlicher Logarithmus von 2.

Die *Maßeinheit* der Aktivität ist das *Curie (Ci)*:

$$1 \text{ Ci} = 3,7 \times 10^{10} \text{ Zerfälle/s}$$

Gebräuchlich sind die abgeleiteten Einheiten:

$$1 \text{ mCi (Millicurie)} = 10^{-3} \text{ Ci}$$
$$1 \text{ } \mu\text{Ci (Mikrocurie)} = 10^{-6} \text{ Ci}$$
$$1 \text{ nCi (Nanocurie)} = 10^{-9} \text{ Ci}$$

1.2.3. Zerfallsgesetz

Wegen des Zerfalls nimmt die Zahl der vorhandenen instabilen Atomkerne (N) ständig ab. Die Abnahme pro Zeiteinheit $\left(-\dfrac{dN}{dt}\right)$ ist gleich der Zahl der pro Zeiteinheit zerfallenden Kerne, die sich wiederum aus Zerfallskonstante (λ) und Zahl der instabilen Kerne (siehe 1.2.2.) ergibt:

$$-\frac{dN}{dt} = \lambda N$$

Dies ist die Differentialgleichung für den Kernzerfall. Die Lösung dieser Differentialgleichung ist das *Zerfallsgesetz*:

$$N_t = N_o e^{-\lambda t}$$
$$N_t = \text{Zahl der instabilen Kerne zum Zeitpunkt t}$$
$$N_0 = \text{Zahl der instabilen Kerne zum Zeitpunkt 0}$$

Durch Multiplikation mit der Zerfallskonstante erhält man das Zerfallsgesetz in anderer Form:

$$A_t = A_o e^{-\lambda t}$$
$$A_t = \text{Aktivität zum Zeitpunkt t}$$
$$A_o = \text{Aktivität zum Zeitpunkt 0}$$

Die Aktivität fällt demnach exponentiell mit der Zeit ab (Abb. 3, links); durch Auftragen auf einfach-logarithmisches Millimeterpapier erhält man dafür eine Gerade (Abb. 3, rechts), ein für die Praxis sehr bequemes Verfahren.

5

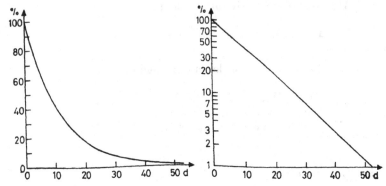

Abb. 3: Zeitlicher Aktivitätsabfall (^{131}J) in linearem (links) und einfach-logarithmischem Maßstab (rechts). Aktivitätsangabe in % der Anfangsaktivität (Zeitpunkt 0).

1.2.4. Radioaktiver Zerfall

Der radioaktive Zerfall zielt auf eine Korrektur des ungünstigen Verhältnisses von Neutronenzahl zu Protonenzahl ab. Die nächstliegende Zerfallsart, die Emission überschüssiger (einzelner) Neutronen oder Protonen, ist energetisch unmöglich. Energetisch möglich sind die spontane Kernspaltung (nur bei schwersten Kernen), der α-Zerfall (nur bei schweren Kernen), der β^-- und der β^+-Zerfall einschließlich Elektroneneinfang. Die spontane Kernspaltung und der α-Zerfall besitzen für die Nuklearmedizin keine Bedeutung und sollen daher hier übergangen werden.

1.2.4.1. Zerfallsarten

Beim β^--Zerfall wird ein überschüssiges Kern-Neutron (n) in ein Proton (p) umgewandelt; ein (negatives) Elektron wird emittiert:

$$n \rightarrow p + \beta^- + \nu$$

Der *β^+-Zerfall* tritt bei Protonenüberschuß im Kern auf; es wird ein Proton in ein Neutron umgewandelt und ein Positron (positives Elektron, β^+) emittiert:

$$p \rightarrow n + \beta^+ + \nu$$

In beiden Fällen wird noch ein Neutrino (ν) emittiert, ein energietragendes Teilchen, das keine Ladung, keine Ruhmasse und (fast) keine Wechselwirkung mit der Materie besitzt; es bleibt daher praktisch völlig wirkungslos. Die beim Zerfall freiwerdende Energie verteilt sich als kinetische Energie auf Elektron bzw. Positron (im Durchschnitt etwa $1/3$) und Neutrino (im Durchschnitt etwa $2/3$); die Verteilung ist im Einzelfall völlig zufällig. Die Energiespektren der β^-- und der β^+-Strahlung sind daher kontinuierliche Spektren (Abb. 4).

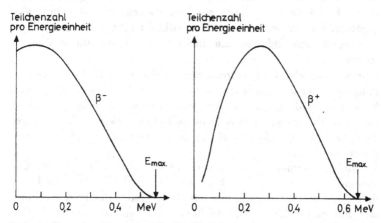

Abb. 4: Energiespektren für die β^-- (links) und die β^+-Strahlung (rechts) von ^{64}Cu.

Bei der Umwandlungsformel für den β^+-Zerfall fehlen in der Massenbilanz links 2 Elektronenmassen; diese werden von der Zerfallsenergie geliefert (als wesentliches Ergebnis der speziellen Relativitätstheorie sind Masse und Energie äquivalent). Hierfür sind 1,022 MeV notwendig. Für Positron und Neutrino zusammen ist daher nur noch eine Energie verfügbar, die 1,022 MeV unter der Zerfallsenergie liegt. Ist die Zerfallsenergie kleiner als 1,022 MeV, ist der β^+-Zerfall nicht möglich.

Der *Elektronen-Einfang* steht in Konkurrenz zum β^+-Zerfall und führt auch zum gleichen Ergebnis: Ein Proton wird in ein Neutron umgewandelt. Hierbei wird vom Kern ein Elektron aus der Elektronenhülle eingefangen (in der Regel aus der K-Schale, daher auch *K-Einfang*) und lediglich ein Neutrino emittiert („strahlungslose" Umwandlung):

$$p + \beta^- \rightarrow n + \nu$$

1.2.4.2. Quanten-Strahlung

Im Gefolge der Kernumwandlung ist meistens noch Quanten-strahlung zu beobachten, die verschiedenen Ursprung haben kann und in der Nuklearmedizin ausgenutzt wird:

Kern-Gamma-Strahlung: Wenn bei der Kernumwandlung nicht die gesamte Zerfalls-Energie „verbraucht" wird, besitzt der Folge-kern überschüssige Energie: er befindet sich im angeregten Zu-stand. Die Anregungsenergie wird vom Kern als γ-Strahlung ab-gegeben. Da nur bestimmte – von Nuklid zu Nuklid verschiedene – Anregungszustände möglich sind, ist das γ-Spektrum ein Linien-spektrum.

Charakteristische Röntgenstrahlung: Als Folge des Elektronen-Ein-fangs und der inneren Konversion (siehe 1.2.4.3.) entsteht in der Elektronenhülle des Atoms eine Lücke; in diese springt ein weiter außen in der Elektronenhülle befindliches Elektron. Dabei wird Energie frei, die als charakteristische Röntgenstrahlung abge-geben werden kann.

Vernichtungsstrahlung: Positronen werden in dichten Stoffen (zum Beispiel organischem Gewebe) sehr schnell abgebremst; sie kom-men dicht am Entstehungsort zur Ruhe. Jedes Positron vereinigt sich mit einem Elektron, und beide Teilchen „zerstrahlen". Die Zerstrahlung erfolgt in zwei entgegengesetzt gerichtete γ-Quanten von je 0,511 MeV: die Vernichtungsstrahlung.

Der Einfachheit wegen wird im folgenden meistens bei allen den Kernzerfall begleitenden Strahlungen von γ-Strahlung gesprochen.

1.2.4.3. Innere Konversion, Auger-Effekt

In Konkurrenz zur Emission von Quanten-Strahlung aus dem Kern bzw. aus der Hülle ist die Emission von Hüllenelektronen möglich, denen die Energie übertragen wird. Erfolgt dies statt der Emission von Kern-γ-Strahlung, spricht man von innerer Kon-version; für die Emission von Elektronen statt der charakteristi-schen Röntgenstrahlung ist der Auger-Effekt verantwortlich. Meistens begleitet den Kernzerfall die Emission von Konversions- und Auger-Elektronen.

1.2.4.4. Isomere Kerne

In der Regel findet der Übergang angeregter Kerne in den Grund-zustand (unter Emission von γ-Strahlung oder Konversions-elektronen) nach unmeßbar kurzer Zeit statt. Bei bestimmten

Anregungszuständen einiger Nuklide erfolgt dieser Übergang jedoch mit einer meßbaren Halbwertzeit (bis zu Monaten). Man spricht bei einem solchen Nuklid – dessen Kerne also längere Zeit im angeregten Zustand verharren – von einem *Isomer* des Normalnuklids oder von einem *metastabilen Nuklid*. Man kennzeichnet sie durch den Zusatz „m" zur Massenzahl, also zum Beispiel ^{99m}Tc, ^{113m}In. Isomere Nuklide gewinnen in der Nuklearmedizin zunehmend an Bedeutung, da sie wegen ihrer meist kurzen Halbwertzeit und der fehlenden β-Strahlung hinsichtlich der Strahlenbelastung der Patienten vorteilhaft sind.

1.2.4.5. Zerfallsschema

Im Zerfallsschema für ein Nuklid wird die Zerfallsart anschaulich dargestellt. Auf der Abszisse sind die Ordnungszahlen, nach oben Energien (Zerfalls-, Anregungsenergien) aufgetragen.

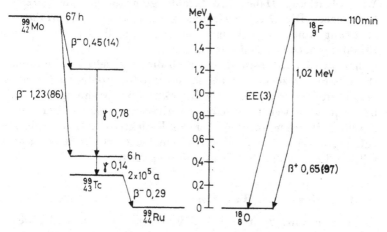

Abb. 5: Zerfallsschemata (vereinfacht) von ^{99}Mo (links) und ^{18}F (rechts). Erläuterungen siehe Text.

^{99}Mo zum Beispiel (siehe Abb. 5, links) zerfällt mit einer Halbwertzeit von 67 h unter Emission von β^--Strahlung, und zwar zu 86 % mit einer Maximal-Energie von 1,23 MeV und zu 14 % mit einer Maximal-Energie von 0,45 MeV. Der erste Fall führt auf ein metastabiles 0,142 MeV-Niveau von Technetium. Im zweiten Fall entsteht ein angeregter ^{99}Tc-Kern (0,922 MeV), der ein γ-Quant von 0,780 MeV emittiert. Damit ist ebenfalls das metastabile ^{99m}Tc gewonnen, das mit einer Halbwertzeit von 6 h unter Emission von γ-Strahlung in den Grundzustand übergeht. ^{99}Tc kann wegen seiner langen Halbwertzeit hier als stabil angesehen werden.

^{18}F (Abb. 5, rechts) zerfällt mit einer Halbwertzeit von 110 min. 3 % der Zerfälle führen unter Elektroneneinfang direkt in den Grundzustand des stabilen ^{18}O; 97 % der Zerfälle erfolgen unter Positronen-Emission (Maximal-Energie 0,65 MeV) ebenfalls in den Grundzustand von ^{18}O.

1.3. Wechselwirkung zwischen Strahlung und Materie

Strahlung tritt beim Durchgang durch Materie mit dieser in Wechselwirkung. Dabei wird Strahlungsenergie auf die Materie übertragen. Die Wechselwirkungen verursachen die Strahlenbelastung von Personal und Patient, ermöglichen aber auch Strahlungsnachweis und -messung.

Genau wie der Kernzerfall sind auch die Wechselwirkungen rein statistische Prozesse und als solche durch statistische Gesetzmäßigkeiten determiniert. Ein Kollektiv von Strahlungsteilchen bzw. -quanten weicht in seinem Verhalten um so weniger vom durchschnittlichen ab, je größer das Kollektiv ist. Es ist jedoch zufällig, wann, wo und auf welche mögliche Art ein Strahlungsteilchen bzw. -quant in Wechselwirkung tritt.

1.3.1. Elektronen, Positronen

Elektronen bzw. Positronen kollidieren mit Atomen und geben dabei Energie an die Hüllenelektronen ab; die Atome werden dadurch angeregt oder ionisiert: *Ionisationsbremsung.* Seltener im Energiebereich der β-Strahler ist eine starke Ablenkung der Elektronen bzw. Positronen durch die Atomkerne; dabei geben sie Energie in Form von Röntgenstrahlung (Bremsstrahlung) ab: *Strahlungsbremsung.*

Da die Zerfallselektronen unterschiedliche Energien besitzen und da auch die Bremsung von Elektron zu Elektron statistisch schwankt, legen die Elektronen bzw. Positronen bis zur völligen Abbremsung unterschiedliche Wegstrecken zurück. Für die maximale Reichweite in weichem Gewebe kann als Faustformel gelten:

Maximale Reichweite (cm) $\approx$
0,5 $\times$ maximale Energie der Elektronen (MeV)

1.3.2. γ-Strahlung

Die Wechselwirkung erfolgt bei γ-Quanten mit niedrigen Energien (Energien vergleichbar mit der Bindungsenergie der Hüllenelektronen) bevorzugt mit der Elektronenhülle als Ganzem. Das γ-Quant wird absorbiert und verschwindet völlig, dafür wird ein Elektron emittiert: *Photoeffekt*. Bei höheren Energien erfolgt die Wechselwirkung bevorzugt mit einem quasifreien Elektron nach den Stoßgesetzen. Das Elektron wird aus der Hülle herausgestoßen und das γ-Quant aus seiner Richtung abgelenkt (gestreut): *Compton-Effekt*. Da das γ-Quant einen Teil seiner Energie an das Elektron abgibt, folgt:

Gestreute γ-Strahlung ist energieärmer als die primäre Strahlung.

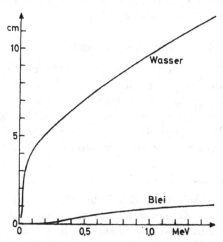

Abb. 6: Halbwertschicht für γ-Strahlung in Abhängigkeit von der Quantenenergie für Wasser (entspricht etwa weichem Gewebe) und Blei (ohne Berücksichtigung der gestreuten Strahlung).

Durch Photo- bzw. Compton-Effekt entstehen energiereiche Sekundär-Elektronen, die praktisch für die gesamte Strahlenwirkung verantwortlich sind.

Die Schwächung der γ-Strahlung auf Grund der Wechselwirkung läßt sich durch die *Halbwertschicht* charakterisieren; das ist die Schichtdicke, durch die die Intensität jeweils auf die Hälfte des Ausgangswertes verringert wird (nach zwei Halbwertschichten also auf $1/4$, nach drei auf $1/8$ der ursprünglichen Intensität usw.). Die Halbwertschicht hängt von der Quantenenergie und dem schwächenden Material ab (Abb. 6).

1.4. Strahlungsdetektoren

Zum Nachweis und zur Messung der Strahlung werden Wechselwirkungseffekte ausgenutzt. Da alle Wechselwirkungen direkt oder indirekt zu Anregung oder Ionisation führen, erfolgen Strahlungsnachweis bzw. -messung fast ausschließlich durch Bestimmung der Anregung oder Ionisation von Gasen, Flüssigkeiten oder festen Stoffen. Hierfür gibt es eine Vielzahl von technischen Lösungen, von denen für die Nuklearmedizin die Ionisationskammer, das Zählrohr und besonders der Szintillationszähler die größte Bedeutung haben.

1.4.1. Ionisationskammer

Bei der Ionisationskammer erfolgt die Strahlungsmessung über die Ionisation eines Gases. Ionisationskammer-Geräte sind im Vergleich mit Zählrohr und Szintillationszähler unempfindliche Detektoren; sie werden hauptsächlich zur Dosimetrie eingesetzt, da sie die direkte Messung der Ionendosis (Exposition) in Röntgen (R) bzw. der Ionendosisleistung (R/h) erlauben (siehe 6.1.).

1.4.2. Zählrohr

Das Zählrohr (Abb. 7) besteht aus einem Hohlzylinder mit einem in der Zylinderachse verlaufenden dünnen Draht (Zähldraht). Das Zählrohr ist mit einem Gas bzw. mit einem Gas-Dampf-Gemisch gefüllt. An den Zähldraht wird eine positive Spannung (je nach Typ 300 . . . 3000 V) gegenüber der Außenelektrode gelegt. Unter der Strahlungswirkung kommt es zu einer Ionisierung von Gasatomen bzw. -molekülen. Die dabei freigesetzten Elektronen werden zum Zähldraht beschleunigt und erlangen so hohe Geschwindigkeiten, daß sie bei den ständigen Kollisionen mit den Atomen bzw. Molekülen des Füllgases diese ihrerseits ionisieren. Die dabei freigesetzten Elektronen ionisieren wiederum usf., so daß es zu einer elektrischen Gasentladung kommt. Diese verursacht im Zählrohr einen meßbaren elektrischen Stromstoß oder *Impuls*.

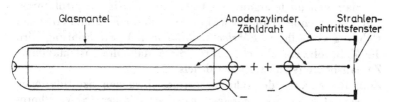

Abb. 7: Aufbau eines Zählrohrs. Links: β-γ-Zählrohr; rechts: Endfensterzählrohr für β-Strahler.

Zählrohre sind für den Nachweis von β-Strahlung sehr empfindlich. Jedes β-Teilchen, das in das Zählrohr gelangt, kann registriert werden. Die Strahlungsabsorption in der Zählrohrwand läßt sich durch konstruktive Maßnahmen gering halten bzw. vermeiden: *Fensterzählrohre* besitzen ein sehr dünnes Strahleneintrittsfenster; beim *Gasdurchflußzähler* werden die Meßproben entweder vor ein offenes Fenster oder direkt ins Zählrohrvolumen gebracht und die entstehenden Gasverluste durch ständigen Zufluß ausgeglichen.
Die Nachweisempfindlichkeit des Zählrohrs für γ-Strahlung ist wesentlich geringer: Nur 0,1–1 % der das Zählrohr treffenden γ-Quanten werden registriert. Für die Messung von γ-Strahlung ist das Zählrohr heute fast vollständig vom Szintillationszähler verdrängt worden.

1.4.3. Szintillationszähler

Während Ionisationskammer und Zählrohr die Ionisation als Strahlungswirkung ausnutzen, beruht die Arbeitsweise des Szintillationszählers auf der Anregung einer Substanz. Entlang der Bahn eines primären oder sekundären Elektrons werden Atome bzw. Moleküle angeregt. Ihre Rückkehr in den Grundzustand wird von Lichtemission begleitet. Dieses strahleninduzierte Leuchten bezeichnet man als Lumineszenz (Röntgen-, Fernsehbildschirm, Leuchtziffern bei Uhren usw.). Den durch ein Strahlungsteilchen hervorgerufenen Lichtblitz nennt man *Szintillation*.

Als Leuchtstoffe oder *Szintillatoren* dienen für β-Strahlung Anthrazen, Stilben oder flüssige Szintillatoren (zum Beispiel Diphenyloxazol = PPO, gelöst in Toluol), in denen die Meßprobe gelöst wird. Für γ-Strahlung haben sich Natriumjodid-Einkristalle mit einem geringen Zusatz von Thallium (NaJ(Tl)) bewährt, in Spezialfällen auch organische feste oder flüssige Szintillatoren. Für γ-strahlende Meßproben sind Szintillator-Kristalle mit einer Bohrung vorteilhaft: *Bohrlochszintillatoren*. In die Bohrung wird die Meßprobe eingebracht. Durch diese Maßnahme ist maximale Zählausbeute (siehe 1.6.) gewährleistet.

Zum Registrieren der sehr intensitätsschwachen Szintillationen verwendet man *Sekundärelektronen-Vervielfacher* (SEV, Photomultiplier), mit deren Hilfe Licht in einen der Lichtintensität proportionalen elektrischen Strom umgewandelt werden kann. Der Sekundärelektronen-Vervielfacher liefert damit für jede Szintillation einen elektrischen Stromstoß oder *Impuls*.

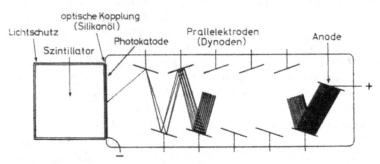

Abb. 8: Prinzip des Szintillationszählers.

Der Sekundärelektronen-Vervielfacher besitzt als Wandlerelement eine Photokatode, die beim Auftreffen von Licht Elektronen emittiert; zur Vervielfachung der Elektronenzahl (Faktor $10^5 \ldots 10^7$) wird die Emission von Sekundärelektronen beim Aufprall von Elektronen auf bestimmte Stoffe ausgenutzt.

Szintillator $+$ Sekundärelektronen-Vervielfacher $=$

Szintillationszähler

Der Szintillationszähler besitzt eine für die Anwendung wichtige Eigenschaft:

Beim Szintillationszähler ist die Amplitude der abgegebenen Impulse proportional der absorbierten Strahlungsenergie.

Bei β-Strahlung kann leicht eine vollständige Absorption im Szintillator erreicht werden; die Impulsamplituden sind dann proportional der Energie der β-Teilchen.
Bei γ-Quanten sind die Verhältnisse komplizierter. Vollständige Absorption kann nur durch Photoeffekt erreicht werden; die Impulshöhe ist hierbei proportional der Quantenenergie. Je nach Szintillatormaterial, -abmessungen und Quantenenergie trifft das für einige Prozent bis etwa 90 Prozent der auffallenden Quanten zu. Wenn die Quanten dagegen im Szintillator durch Compton-Effekt gestreut werden (und die gestreuten Quanten den Szintillator verlassen) oder wenn außerhalb des Szintillators gestreute Quanten – sie besitzen eine niedrigere Energie, siehe 1.3.2. – den Szintillationszähler treffen, sind die Impulsamplituden niedriger.

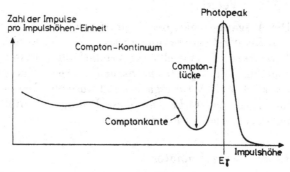

Abb. 9: Impulshöhen-Verteilung eines Szintillationszählers für mono-energetische γ-Strahlung (Quantenenergie Eγ).

Für γ-Strahlung mit einheitlicher Quantenenergie erhält man daher eine Impulshöhen-Verteilung (Abb. 9) mit zwei charakteristischen Anteilen:

– ein (auf Grund statistischer Schwankungen im Szintillator und im Sekundärelektronen-Vervielfacher verbreiterter) Gipfel, der der Photo-Absorption entspricht: *Photo-Peak,*

15

– einen mehr oder weniger großen Anteil von Impulsen mit kleineren Amplituden, der von gestreuten Quanten herrührt: *Compton-Kontinuum*.

1.5. Elektronische Grundgeräte

Die genannten Strahlungsdetektoren sind allein nicht betriebsfähig; sie müssen durch elektronische Bausteine zu Strahlungsmeßgeräten komplettiert werden.

1.5.1. Hochspannungsbaustein

Zählrohre benötigen zum Betrieb je nach Typ eine Hochspannung von 300 ... 3000 V, Szintillationszähler eine Hochspannung um 1000 V. Zur Erzeugung einer einstellbaren und auf dem eingestellten Wert konstant bleibenden Hochspannung dient ein spezieller Hochspannungsbaustein.

1.5.2. Verstärker

Die Ausgangssignale der Zählrohre und Szintillationszähler sind i. a. für die Registrierung zu schwach. Sie werden daher einem Verstärker mit einstellbarer Verstärkung (meistens 10 ... 1000) zugeführt. Für spektrometrische Zwecke ist eine strenge Proportionalität zwischen Eingangs- und Ausgangs-Impulsamplitude erforderlich; Verstärker, die diese Bedingung erfüllen, bezeichnet man als *Linearverstärker*.

1.5.3. Diskriminator

Der Diskriminator ist ein elektronischer Baustein, der unterscheiden kann, ob die Impulshöhe größer als ein vorgegebener Wert ist oder nicht. Alle Impulse, die eine einstellbare Mindestamplitude (Schwelle, Pegel, Level) nicht erreichen (Abb. 10, links), werden unterdrückt. Wird die Diskriminatorschwelle auf die Compton-Lücke des Impulshöhenspektrums (Abb. 9) eingestellt, so bleiben alle Impulse unterhalb des Photo-Peaks unwirksam:

Mit Hilfe des Diskriminators können die von gestreuter Strahlung herrührenden Impulse unterdrückt werden.

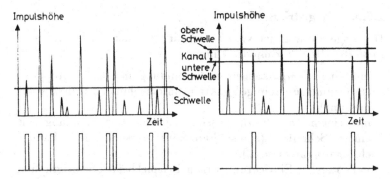

Abb. 10: Wirkungsweise des Impulshöhen-Diskriminators (links) und des Impulshöhen-Analysators (rechts). Oben: Eingangsimpulse; unten: Ausgangsimpulse.

1.5.4. Analysator

Der Analysator besitzt zwei wählbare Schwellen, eine untere und eine obere. Es werden alle Impulse unterdrückt, deren Amplituden unter der unteren oder über der oberen Schwelle liegen (Abb. 10, rechts). Das Intervall zwischen unterer und oberer Schwelle bezeichnet man als *Kanal*, die Größe dieses Intervalls als *Kanalbreite*.

Der Analysator hat drei Hauptanwendungen:

– Es können damit Impulshöhenspektren aufgenommen und unbekannte Nuklide an Hand ihres Spektrums identifiziert werden.

– Es können wie beim Diskriminator die von gestreuter Strahlung des verwendeten Nuklids herrührenden Impulse unterdrückt werden. Darüber hinaus kann aber auch noch die Zahl der von anderen Strahlungsquellen (Umgebungsstrahlung, andere Radionuklide) verursachten Impulse reduziert werden, da nur der in den Kanal fallende Anteil registriert wird.

– Mit Hilfe von Analysatoren können simultan angewendete verschiedene Radionuklide getrennt gemessen werden, wenn ihre Strahlungsenergien genügend weit auseinander liegen, indem für jedes Radionuklid ein auf den jeweiligen Photo-Peak eingestellter Analysator verwendet wird.

17

1.5.5. Registriergeräte

Die Registrierung der vom Diskriminator oder Analysator aussortierten Detektorimpulse kann

- mit einem *Impulszähler* in Verbindung mit einer Stoppuhr (Probenmessung, einige Funktionsuntersuchungen, Ganzkörpermessung),
- mit einem *Impulsdichtemesser*, meistens in Verbindung mit einem Schreiber (einige Funktionsuntersuchungen, Papierchromatographie u. ä.),
- mit speziellen Einrichtungen (zum Beispiel bei der Szintigraphie) erfolgen.

Als Zähler werden heute fast ausschließlich elektronische Zähler, als Stoppuhren Quarzuhren verwendet. Eine Start-Stopp-Steuerung ermöglicht das Beenden der Zählung

- nach einer vorgegebenen Zeit: *Zeitvorwahl* (preset time),
- nach einer vorgegebenen Impulszahl: *Impulsvorwahl* (preset count),
- durch Betätigung einer Stopp-Taste: *manuell*.

Moderne Geräte erlauben den Anschluß von Ergebnisdruckern und/oder von Meßwertlochern. Mit Lochstreifen können die Meßwerte in eine Elektronische Datenverarbeitungsanlage zur Weiterverarbeitung eingegeben werden.

Impulsdichtemesser (Mittelwertmesser, Ratemeter) zeigen unmittelbar die *Impulsrate* an, das heißt die Zahl der Impulse pro Zeiteinheit. Wegen der statistischen Schwankungen der Impulsrate wird in den Impulsdichtemessern eine Mitteilung über eine bestimmte Zeit vorgenommen; mit dieser Zeit steht die *Integrationszeitkonstante* in Zusammenhang, für die am Impulsdichtemesser verschiedene Werte eingestellt werden können.

An praktisch alle Impulsdichtemesser können Schreiber angeschlossen werden, die den zeitlichen Verlauf der Impulsrate aufzeichnen.

1.5.6. Strahlungsmeßeinrichtungen

Aus den aufgezählten Grundbausteinen können Strahlungsmeßeinrichtungen für verschiedene Anwendungsbereiche zusammengestellt werden. Eine Übersicht gibt Abb. 11. Neben Strahlungsmeßgeräten, wie sie allgemein für Kernstrahlungsmessungen angewendet werden, sind in der Nuklearmedizin auch ganz spezielle, für bestimmte nuklearmedizinische Methoden konstruierte Geräte erforderlich. Die Erläuterung dieser speziellen Geräte erfolgt in Verbindung mit der jeweiligen Methode.

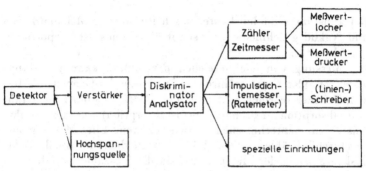

Abb. 11: Kombination der Grundbausteine zu Strahlungsmeßeinrichtungen.

1.6. Aktivitätsmessung

Grundlage aller nuklearmedizinischen Untersuchungen sind Aktivitätsmessungen. Jede Aktivitätsmessung mit dem Zählrohr oder dem Szintillationszähler ergibt primär eine Impulsrate. Der Zusammenhang zwischen Aktivität und Impulsrate wird von mehreren Faktoren bestimmt: von der Zahl und Art der pro Zerfall emittierten Teilchen oder Quanten, von der Absorption und Streuung der Strahlung, von der Ansprechempfindlichkeit des Detektors für die jeweilige Strahlung sowie von der räumlichen Anordnung von Meßobjekt und Detektor, der Meßgeometrie.

Von der *Meßgeometrie* hängt es ab, welcher Anteil der vom radioaktiven Präparat gleichmäßig nach allen Richtungen emittierten Strahlung den Detektor trifft (Geometriefaktor), das heißt, unter welchem Raumwinkel das Präparat den Detektor „sieht". Optimal ist die „4π-Geometrie"[1]), bei der alle emittierte Strahlung den Detektor erreicht.

[1]) Voller Raumwinkel = 4π = Oberfläche einer Kugel mit dem Radius 1.

Die obengenannten Faktoren für den Zusammenhang zwischen Aktivität und Impulsrate können unter dem Begriff „Zählausbeute"[1]) zusammengefaßt werden. Dann gilt:

Impulsrate (Imp./min) =

$$\text{Zählausbeute} \left(\frac{\text{Imp./min}}{\mu\text{Ci}} \right) \times \text{Aktivität} \ (\mu\text{Ci})$$

Bei konstanter Zählausbeute, das heißt solange Meßanordnung und Nuklid gleichbleiben, ist somit die Impulsrate proportional der Aktivität.

Die Messung von energiereichen β-Strahlern kann mit dünnwandigen oder Fensterzählrohren in nahezu 2π-Geometrie erfolgen. Bei energiearmen β-Strahlern (z. B. ^{3}H, ^{14}C) führt die Strahlungsabsorption im Präparat (Selbstabsorption) und im Zählrohrfenster zu meßtechnischen Schwierigkeiten. Eine Messung mit Gasdurchflußzählern (siehe 1.4.2.) ist möglich; maximale Zählausbeute bringt der Flüssigkeits-Szintillationszähler, bei dem die Meßprobe im Szintillator gelöst wird (siehe 1.4.3.).

Bei γ-strahlenden Meßproben läßt sich nahezu 4π-Geometrie durch Messung im Bohrloch-Szintillationszähler (siehe 1.4.3.) erreichen. Bei inkorporierten γ-Strahlern, die von der Körperoberfläche aus zu messen sind, ist die Meßgeometrie wesentlich ungünstiger; außerdem wird ein Teil der Strahlung auf dem Weg zum Detektor absorbiert bzw. gestreut. Die dadurch bedingte Verringerung der Zählausbeute wird bei vielen Untersuchungen mehr oder weniger ausgeglichen, indem bei der Messung ein großes und damit viel Aktivität enthaltendes Volumen erfaßt wird.

Für die verschiedenen Meßaufgaben soll hier im Hinblick auf die Anwendung folgende Aufgliederung vorgenommen werden: Aktivitätsmessung in μCi oder mCi, Aktivitätsmessung in Prozent einer Vergleichsaktivität sowie räumliche oder zeitliche Aktivitätsvergleiche.

1.6.1.   Aktivitätsmessung in μCi oder mCi

Aktivitätsmessungen in μCi oder mCi sind in der Nuklearmedizin für die Dosierung von Nuklearpharmaka und bei speziellen Maßnahmen zur Personen-Überwachung erforderlich. An die Meß-

---

[1]) Bezeichnungsweise im Schrifttum nicht einheitlich.

genauigkeit werden dabei keine allzu hohen Anforderungen gestellt, ein Meßfehler für die Aktivität von 10% ist durchaus tragbar.

Absolutmessungen der Aktivität eines radioaktiven Präparates sind sehr schwierig und werden in der Nuklearmedizin nicht durchgeführt.

Bei der *Relativmessung* wird die Impulsrate, die die unbekannte Aktivität in einer bestimmten Meßanordnung ergibt, mit der Impulsrate eines geeichten Präparates (mit genau bekannter Aktivität) desselben Nuklids in der gleichen Meßanordnung verglichen. Da die Impulsrate der Aktivität proportional ist, verhalten sich die Impulsraten wie die Aktivitäten:

Aktivität der Meßprobe =

$$\frac{\textbf{Impulsrate der Meßprobe}}{\textbf{Impulsrate des Eichpräparates}} \times \textbf{Aktivität des Eichpräparates}$$

Eine andere Möglichkeit ist die *Aktivitätsmessung über die Dosisleistung*, die die Quanten-Strahlung des zu messenden Nuklids in einer bestimmten Entfernung hervorruft (siehe 6.1.). Speziell zur Aktivitätsmessung gebaute Ionisationskammer-Dosimeter gestatten nach Einstellung auf das jeweilige Nuklid die unmittelbare Ablesung der Aktivität.

1.6.2. Aktivitätsmessung in Prozent einer Vergleichsaktivität

Bei nuklearmedizinischen Untersuchungen wird meistens danach gefragt, welcher Anteil der einverleibten Aktivität in bestimmten Organen, Geweben oder Körperflüssigkeiten nachweisbar ist. Werden die einzuverleibende Aktivität und das Meßobjekt unter genau gleichen Bedingungen gemessen, so gilt:

Anteil der einverleibten Aktivität im Meßobjekt =

$$\frac{\textbf{Impulsrate für das Meßobjekt}}{\textbf{Impulsrate für die einverleibte Aktivität}}$$

Durch Multiplikation mit 100 erhält man den Anteil in Prozent. Häufig muß die Impulsrate für die einverleibte Aktivität auch noch nach der Einverleibung bestimmt werden können. Dies ist möglich, indem eine zusätzliche Aktivität abgefüllt wird, die

21

gleich der einzuverleibenden Aktivität ist oder aber mit ihr in einem bestimmten Verhältnis steht: *Standard*. Die Impulsrate für den Standard dient dann stellvertretend für die Impulsrate der einverleibten Aktivität, gegebenenfalls unter Zuhilfenahme eines Korrekturfaktors, der sich aus dem Vergleich der Impulsraten für den Standard und für die einzuverleibende Aktivität ergibt.

Anteil der einverleibten Aktivität im Meßobjekt =

$$\frac{\text{Impulsrate für das Meßobjekt}}{\text{Impulsrate für den Standard}} \times \text{Korrekturfaktor}$$

$$\text{Korrekturfaktor} = \frac{\text{Impulsrate für den Standard}}{\text{Impulsrate für die einzuverleibende Aktivität}}$$

Man erkennt, daß die Größe der einverleibten Aktivität bzw. der Standard-Aktivität nicht in die Berechnungen eingeht, ihre Kenntnis demnach nicht erforderlich ist. Das ist in mehrfacher Hinsicht sehr vorteilhaft: Das Meßergebnis wird durch

— kleinere Fehler in der Dosierung der radioaktiven Testsubstanz,

— den physikalischen Zerfall,

— langsame Schwankungen der Detektorempfindlichkeit

nicht beeinflußt.

1.6.3. Räumlicher und zeitlicher Aktivitätsvergleich

Bei vielen nuklearmedizinischen Untersuchungen sind die in verschiedenen Körperregionen befindlichen Aktivitäten oder aber die Aktivitäten in einer bestimmten Körperregion zu verschiedenen Zeiten miteinander zu vergleichen. Wegen der Proportionalität zwischen Impulsrate und Aktivität bei konstanter Meßgeometrie können zu diesen Vergleichen einfach die Impulsraten herangezogen werden; die Messung der einverleibten Aktivität ist überflüssig. Wenn sich die Messungen über einen längeren Zeitraum erstrecken oder wenn mehrere Detektoren benutzt werden, empfiehlt es sich, die Messungen – wie oben beschrieben – gegen einen Standard (mit in Grenzen beliebiger Aktivität) durchzuführen.

1.6.4. Nulleffekt

Auch ohne Meßobjekt liefern Zählrohre und Szintillationszähler bereits eine Impulsrate. Verantwortlich dafür sind die kosmische Strahlung und die Strahlungen natürlicher und künstlicher Radionuklide in der Umgebung (Erdboden, Raum, Luft, Personen). Diese Impulsrate nennt man *Nulleffekt* oder *Leerwert*. Der Nulleffekt muß bei allen Messungen subtrahiert werden; die Impulsrate eines Meßobjektes abzüglich Nulleffekt bezeichnet man häufig als *Netto-Impulsrate*:

Netto-Impulsrate = gemessene Impulsrate – Nulleffekt

Der Nulleffekt kann vermindert werden

– durch Abschirmung des Detektors (Blei, Eisen, Wolfram),

– durch Messung mit dem Impulshöhenanalysator.

1.6.5. Meßfehler

Jede Messung ist prinzipiell mit Fehlern behaftet (Ablese-, Einstell-, Pipettierfehler usw.). Bei der Strahlungsmessung treten noch drei spezifische Fehler auf: der Totzeitfehler, der statistische Fehler und bei Impulsdichtemessern der Trägheitsfehler.

Totzeitfehler

Bei den Strahlungsmeßgeräten können zwei Impulse nicht beliebig dicht aufeinanderfolgen. Vielmehr ist das Strahlungsmeßgerät bei jedem Impuls für eine bestimmte Zeit „tot". Innerhalb dieser *Totzeit* kann keine Strahlung registriert werden. Dadurch entstehen Zählverluste, deren Höhe von der Totzeit und der Impulsrate abhängt. Bei Anwendung moderner Geräte in der Nuklearmedizin können die Zählverluste durch geeignete Maßnahmen vernachlässigbar klein gehalten bzw. berücksichtigt werden.

Statistischer Fehler

Wegen des statistischen Charakters des Kernzerfalls, der Strahlungsabsorption und auch der Verstärkungsprozesse in den Strahlungsdetektoren schwankt die gemessene Impulsrate statistisch um den durchschnittlichen („wahren") Wert. Mit Hilfe der Wahrscheinlichkeitsrechnung erhält man folgende Aussage:

Ist N die durchschnittliche Zahl der Impulse in einer bestimmten Zeit, so liegen

68,0 % aller beobachteten N-Werte im Intervall $N \pm \sqrt{N}$,
95,0 % aller beobachteten N-Werte im Intervall $N \pm 2\sqrt{N}$,
99,7 % aller beobachteten N-Werte im Intervall $N \pm 3\sqrt{N}$.

Der Ausdruck $\sqrt{N}$ ist die *Standardabweichung* oder der (absolute mittlere) *statistische Fehler*. Der absolute statistische Fehler nimmt zu, wenn N größer wird, der relative statistische Fehler $\sqrt{N}/N = 1/\sqrt{N}$ nimmt jedoch ab, wenn N größer wird:

relativer statistischer Fehler $= 1/\sqrt{N}$

Beim Impulsdichtemesser hängt der statistische Fehler einer Einzelablesung von der Integrationszeitkonstante ab:

relativer statistischer Fehler $= 1/\sqrt{2IT}$
$\quad$ I = Impulsrate
$\quad$ T = Integrationszeitkonstante

Häufig ist an den Impulsdichtemesser ein Schreiber angeschlossen. Dann können statt der Einzelwerte ganze Kurvenzüge zur Auswertung herangezogen werden, und der statistische Fehler läßt sich wesentlich verringern.

Trägheitsfehler bei Impulsdichtemessern

Die Anzeige von Impulsdichtemessern folgt einer Änderung der Impulsrate nicht trägheitslos. Die Einstellgeschwindigkeit ist um

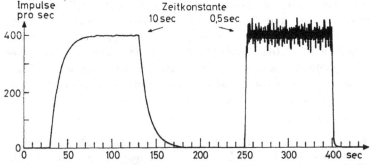

Abb. 12: **Einfluß** der Zeitkonstante des Impulsdichtemessers auf die statistische Schwankung und auf die Trägheit der Anzeige bei plötzlicher Änderung der Impulsrate.

so kleiner, je größer die Integrationszeitkonstante ist. Bei sprunghafter Änderung der Impulsrate sind

nach einer Zeitkonstante 63%,
nach zwei Zeitkonstanten 87%,
nach drei Zeitkonstanten 95%

der Änderung in der Anzeige erreicht. Unter Berücksichtigung des statistischen Fehlers ergibt sich:

große Integrationszeitkonstante:
> **große Trägheit, kleine statistische Schwankung;**

kleine Integrationszeitkonstante:
> **kleine Trägheit, große statistische Schwankung.**

2. Nuklearpharmaka

Nuklearpharmaka sind Arzneimittel zur nuklearmedizinischen Diagnostik und Therapie; ihre Besonderheit besteht darin, daß sie radioaktiv markiert sind. Nuklearpharmaka werden durch den Namen oder die chemische Formel der markierten Substanz und das markierende Nuklid charakterisiert, zum Beispiel ^{197}Hg-Chlormerodrin, $Na_2{}^{51}CrO_4$.

2.1. Gewinnung von Radionukliden

Die Herstellung radioaktiver Nuklide erfolgt durch *erzwungene Kernumwandlungen:* Ein Kern X wird mit einem Teilchen x beschossen; dabei entsteht ein umgewandelter Kern Y, und ein Teilchen y fliegt davon. Man schreibt dafür abgekürzt

$$X \ (x,y) \ Y$$

und spricht von einem (x,y)-Prozeß. Als Geschosse kommen Neutronen (n), Protonen (p), Deuteronen (d) oder α-Teilchen (α) in Frage.

2.1.1. Reaktorprodukte

Ergiebigste Neutronenquelle ist der Kernreaktor. Die meisten Radionuklide werden durch einen (n,γ)-Prozeß mit langsamen Neutronen erzeugt, zum Beispiel $^{59}Co(n,\gamma)^{60}Co$. Ausgangs- und Endkerne sind bei (n,γ)-Reaktionen Isotope desselben Elements, lassen sich also chemisch nicht trennen. Dagegen ist der durch energiereiche Neutronen ausgelöste (n,p)-Prozeß mit einer Änderung der Ordnungszahl verbunden, zum Beispiel $^{32}S(n,p)^{32}P$.

Beide Kernreaktionen führen zur Vergrößerung der Neutronenzahl; die erzeugten Radionuklide sind daher in der Regel β^--Strahler (Neutronenüberschuß!).
Durch Neutronenbestrahlung können auch künstliche Kernspaltungen ausgelöst werden. Die bestrahlten Kerne werden in zwei (in der Regel ungleich große) Bruchstücke gespalten. Die Spaltprodukte besitzen wegen der Krümmung der stabilen Straße (siehe Abb. 2) ebenfalls Neutronenüberschuß. Als Spaltprodukt kann zum Beispiel ^{99}Mo gewonnen werden.

2.1.2. Zyklotronprodukte

Das Zyklotron ist ein Teilchenbeschleuniger, mit dem geladene Teilchen (p, d, α) auf die zur Auslösung von künstlichen Kernumwandlungen notwendige Energie beschleunigt werden können. Die am häufigsten ausgenutzten Prozesse (p,n), (d,n), (d,α) oder (α,n) führen zu einer Änderung der Ordnungszahl; sie ergeben Kerne mit Protonenüberschuß, die durch β^+-Zerfall oder Elektroneneinfang zerfallen.
Die Herstellung von Radionukliden im Zyklotron ist wesentlich teurer als im Reaktor und wird daher auf solche Nuklide beschränkt, die sich weder im Reaktor erzeugen noch durch andere, im Reaktor herstellbare Nuklide ersetzen lassen, zum Beispiel ^{10}B(d,n)^{11}C.

2.1.3. Generatorsysteme

In der Nuklearmedizin werden in zunehmendem Maße kurzlebige Radionuklide eingesetzt. Wegen des schnellen Aktivitätsabfalls können kurzlebige Radionuklide und damit markierte Substanzen nicht über größere Entfernungen transportiert oder gelagert werden. Es ist vielmehr notwendig, die Radionuklidgewinnung und die Markierung der Präparate direkt beim Anwender vorzunehmen. Die Installation von Reaktoren und Zyklotronen in nuklearmedizinischen Instituten oder Kliniken gehört bisher wegen des enormen Aufwandes zu den Seltenheiten.
Einige Radionuklide lassen sich jedoch kostengünstig durch Generatorsysteme gewinnen. Das ist dann möglich, wenn das gewünschte Radionuklid ein Folgeprodukt (Tochternuklid) eines längerlebigen Radionuklids (Mutternuklid) ist.

Gebräuchliche Mutter-Tochter-Paare sind (in Klammern die Halbwertzeiten):

^{99}Mo (2,8 Tage) – ^{99m}Tc (6 Stunden) (s. Abb. 5)
^{113}Sn (118 Tage) – ^{113m}In (1,7 Stunden)
^{132}Te (3,2 Tage) – ^{132}J (2,3 Stunden)
^{68}Ge (275 Tage) – ^{68}Ga (1,1 Stunden)
^{87}Y (3,3 Tage) – ^{87m}Sr (2,8 Stunden)

In einem Nuklidgenerator (Abb. 13) befindet sich ein geeigneter, mit dem Mutternuklid beladener Adsorber. Beim Zerfall des Mutternuklids wird ständig das Tochternuklid produziert, das mit einem geeigneten Lösungsmittel eluiert („abgemolken") werden kann. Ein Filter verhindert das Mitreißen des Adsorbers und damit des Mutternuklids. Gelangt das Mutternuklid ins Eluat, so spricht man von einem *Durchbruch*, der hinsichtlich der Strahlenbelastung der Patienten schwerwiegende Folgen haben kann und deshalb unter allen Umständen zu vermeiden ist.

Zwischen zwei Elutionen muß dem Generator Zeit zur Neubildung des Tochternuklids gelassen werden („Anklingen" des Generators).

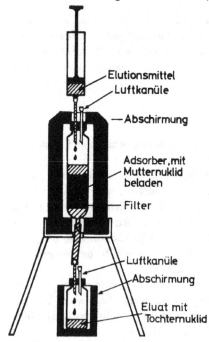

Abb. 13: Nuklidgenerator.

Das Tochternuklid strebt ein *radioaktives Gleichgewicht* mit dem Mutternuklid an (Abb. 14). Im radioaktiven Gleichgewicht fällt die Aktivität des Tochternuklids mit der Halbwertzeit des Mutternuklids ab. Eine erneute Elution kann nach 3–4 Halbwertzeiten des Tochternuklids erfolgen.

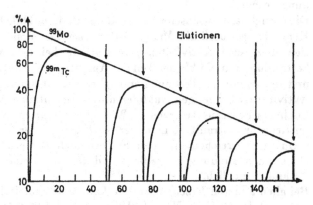

Abb. 14: Verlauf der Aktivität von ^{99}Mo und ^{99m}Tc in einem Technetium-Generator bei Elutionen nach 50 Stunden und dann weiter alle 24 Stunden.

2.1.4. Träger, spezifische Aktivität

Bedingt durch den Herstellungsprozeß oder aus anderen Gründen liegt häufig das gewünschte Radionuklid mit inaktiven Isotopen des betreffenden Elements gemischt vor. Den inaktiven Anteil bezeichnet man als *Träger*.

Das Verhältnis der Aktivität (Ci) eines Radionuklids zur Gesamtmenge des betreffenden Elements (g, mol) nennt man *spezifische Aktivität*. Sie wird meistens in mCi/mg = Ci/g angegeben. Die höchstmögliche spezifische Aktivität besitzen Radionuklide in trägerfreier Form. Hierfür gilt:

Masse des trägerfreien Radionuklids (mg) =

$3{,}2 \times 10^{-10} \times$ **Aktivität (mCi)** $\times$ **Halbwertzeit (h)** $\times$ **Massenzahl**

Trägerfreies ^{131}J zum Beispiel besitzt eine spezifische Aktivität von 125 000 mCi/mg, das heißt, die Masse von 1 mCi trägerfreiem ^{131}J beträgt 8×10^{-9} g!

Die Begriffe „Träger" und „spezifische Aktivität" werden sinngemäß auch auf markierte Verbindungen angewendet: Als Träger bezeichnet man dann den nicht markierten Anteil der Verbindung; die spezifische Aktivität wird auf die Gesamtmenge der Verbindung bezogen.

Die erreichbare spezifische Aktivität der Radionuklide hängt vom Herstellungsprozeß ab. Mit (n,γ)-Prozessen lassen sich nur niedrige spezifische Aktivitäten erzeugen, da bei der Neutronenbestrahlung nur ein kleiner Teil der Ausgangskerne aktiviert wird und eine chemische Trennung unmöglich ist. Eine hohe spezifische Aktivität ist bei einigen Nukliden durch Ausnutzung des Szilard-Chalmers-Prozesses zu erzielen: Wird eine chemische Verbindung im Reaktor bestrahlt, so kann der Rückstoß bei der Emission des γ-Quants ausreichen, um den umgewandelten Kern aus seiner chemischen Bindung zu reißen; dadurch wird eine chemische Trennung möglich.

Bei allen anderen Erzeugungsarten kann eine chemische Abtrennung erfolgen; diese Nuklide lassen sich daher trägerfrei herstellen.

2.2. Markierungsverfahren

Nach dem Herstellungs- und chemischen Abtrennungsprozeß liegen die Radionuklide nur in wenigen Fällen in der nuklearmedizinisch anwendbaren Form vor; in der Regel müssen die Radionuklide noch in die geeignete chemische Verbindung eingebaut werden. Nuklearpharmaka, die mit längerlebigen Radionukliden (Halbwertzeit 2 Tage und mehr) markiert und genügend haltbar sind, sind kommerziell erhältlich. Auskunft darüber geben das Arzneimittelverzeichnis und die Kataloge der Hersteller- und Lieferfirmen.

Bei der Anwendung kurzlebiger Radionuklide muß dagegen die Überführung in das gewünschte Nuklearpharmakon in der jeweiligen nuklearmedizinischen Einrichtung selbst erfolgen. Das gilt auch für die Markierung von Blutkörperchen.

2.2.1. Chemische Synthese

Bei der Markierung durch chemische Synthese werden die gewünschten Verbindungen unter Verwendung des entsprechenden Radionuklids nach Verfahren der präparativen Chemie stufenweise aufgebaut. Beispiele sind einige Quecksilber- (Chlormerodrin, Brommercurihydroxipropan = BMHP) und Jod-markierte Verbindungen (Tetrajodtetrachlorfluorescein = Bengalrosa).

2.2.2. Austauschmarkierung

Bei der Austauschmarkierung werden die fertigen inaktiven Verbindungen nachträglich markiert, indem ein im Molekül gebundenes chemisches Element gegen ein radioaktives Isotop des gleichen Elements ausgetauscht wird. Die zu markierende Verbindung bringt man dazu durch geeignete Reaktionsbedingungen (Temperatur, pH-Wert, Art des Lösungsmittels) zur Dissoziation. Enthält das Lösungsmittel radioaktive Ionen desselben Elements, so konkurrieren sie mit den inaktiven Ionen um die Besetzung der freien Plätze, bis sie schließlich mit diesen im Gleichgewicht stehen. Wird die zu markierende Verbindung in wägbaren Mengen, das radioaktive Nuklid dagegen trägerfrei eingesetzt, so befindet sich dann bei schwach dissoziierenden Verbindungen nur noch ein kleiner Teil der radioaktiven Ionen im Lösungsmittel. Nach Isolierung der Verbindung vom Lösungsmittel ist sie mit dem überwiegenden Teil der eingesetzten Aktivität markiert. Nach diesem Verfahren werden insbesondere zahlreiche Jod-markierte Verbindungen hergestellt (zum Beispiel Schilddrüsenhormone, o-Jod-Hippursäure = Hippurat).

2.2.3. Fremdmarkierung

Die Fremdmarkierung wird angewendet, wenn die zu markierende Verbindung kein Element enthält, zu dem es ein geeignetes Radioisotop gibt (die Elemente C, H, O, S, P u. a. besitzen keine bzw. nur sehr kurzlebige γ- oder β^+-strahlende Isotope).
Hierbei wird über geeignete chemische Reaktionen an die inaktive Verbindung ein fremdes Radionuklid oder eine das Radionuklid enthaltende fremde Molekülgruppe gebunden, entweder zusätzlich (Additionsverfahren) oder als Ersatz für ein Atom bzw. eine Molekülgruppe der Verbindung (Substitutionsverfahren).

Durch die Fremdmarkierung wird die Verbindung chemisch geändert; sie kann daher nur dann angewendet werden, wenn das biologische bzw. immunologische Verhalten des Präparats unbeeinflußt bleibt. Mit Hilfe der Fremdmarkierung werden hauptsächlich Jod- bzw. Chrom-markierte Proteine und Fettsäuren hergestellt.

2.2.4. Biosynthese

Für die Biosynthese von Nuklearpharmaka wird einem Kulturmedium eine radioaktiv markierte Verbindung zugesetzt. Durch Mikroorganismen oder Enzymsysteme wird das Radionuklid in die gewünschte Substanz eingebaut. Auf diese Weise werden zum Beispiel ^{58}Co-Vitamin-B$_{12}$ und ^{75}Se-Selen- methionin gewonnen.

2.2.5. Markierung von Kolloid- und Partikelpräparaten

Die Herstellung dieser Präparate erfolgt nach sehr verschiedenen Verfahren. Albuminpartikel werden durch Hitze-Denaturation und -Aggregation von Albumin erzeugt. Goldkolloid gewinnt man durch Reduktion von ionogenem Gold. Indium-Eisenhydroxid-Partikel lassen sich durch Ausfällen von Eisenhydroxid in Gegenwart von Indiumchlorid herstellen. Technetium-Schwefel-Kolloid entsteht beim Umsetzen von Pertechnetat mit Natriumthiosulfat und Salzsäure. Rote Blutkörperchen können mit Chrom- oder Technetiumionen, die die Zellmembran durchdringen, markiert und erforderlichenfalls chemisch oder durch Hitze alteriert werden.

2.3. Qualitätsmerkmale

Nuklearpharmaka müssen außer den allgemein für Arzneimittel gültigen Vorschriften noch weiteren speziellen Anforderungen genügen, die sich aus ihrem Gehalt an Radionukliden ergeben. Gesetzliche Grundlagen sind in der BRD die „Verordnung über die Zulassung von Arzneimitteln, die mit ionisierenden Strahlen behandelt worden sind, oder die radioaktive Stoffe enthalten" vom 29. 6. 1962, sowie 2 Änderungsverordnungen vom 8. 8. 1967 und vom 10. 5. 1971, in der DDR die „Zehnte Durchführungsbestimmung zum Arzneimittelgesetz – Radioaktive Arzneimittel –" vom 9. 2. 1973 (GBl. I, S. 103). Bei kommerziellen Präparaten sind die Qualitätsmerkmale auf einem Zertifikat ausgewiesen.
Spezifische Aktivität: Nuklearpharmaka enthalten häufig toxische (zum Beispiel Schwermetalle) oder pharmakologisch wirksame

(zum Beispiel Hormone) oder den Organismus belastende Bestandteile (zum Beispiel Bengalrosa). Um Wirkungen dieser Art auszuschließen, müssen die applizierten Substanzmengen entsprechend niedrig sein. Da Nuklearpharmaka fast ausschließlich nach der Aktivität und nicht nach der Substanzmenge dosiert werden, sind die applizierten Substanzmengen um so geringer, je höher die spezifische Aktivität des Nuklearpharmakons ist. Eine hohe spezifische Aktivität ist daher meistens erwünscht, um mit Spurenmengen der betreffenden Substanzen auszukommen (beim Radiojod-Zweiphasenstudium zum Beispiel liegt die Masse des applizierten Radiojods in der Größenordnung von 10^{-10} g!). Nur in besonderen Fällen (zum Beispiel bei Belastungstests oder um die Autoradiolyse und ihre Folgen zu verringern) werden Nuklearpharmaka mit geringer spezifischer Aktivität verwendet.

Aktivitätskonzentration: Unter Aktivitätskonzentration versteht man das Verhältnis von Aktivität zu Volumen einer radioaktiven Lösung, Suspension usw. Die Angabe der Aktivitätskonzentration erfolgt meistens in mCi/ml. Die Aktivitätskonzentration spielt hinsichtlich ihrer Größe meistens eine untergeordnete Rolle; sie muß jedoch bekannt sein, da sie in der Regel die Grundlage für die Abfüllung der zu applizierenden Portionen bildet: Man kann das Volumen berechnen, das die gewünschte Aktivität enthält. Um dabei auf handliche Volumina zu kommen, wird die Aktivitätskonzentration der gelieferten Nuklearpharmaka vor der Anwendung häufig herabgesetzt.

Radionuklidreinheit: Radioaktive Präparate können neben dem gewünschten Radionuklid noch andere Radionuklide enthalten, sowohl Radioisotope desselben Elements als auch anderer Elemente. Verunreinigungen dieser Art wirken sich in der Regel kaum auf das Untersuchungsergebnis aus, verursachen jedoch für den Patienten eine erhöhte Strahlenbelastung. Zur Prüfung der Radionuklidreinheit wird das Energiespektrum der emittierten Strahlung bestimmt (siehe 1.5.4.). Die zu fordernde Radionuklidreinheit hängt von der Art der Verunreinigung und dem Verwendungszweck der Präparate ab.

Chemische Reinheit: Unter chemischer Reinheit eines Nuklearpharmakons versteht man seine Freiheit von anderen als der gewünschten chemischen Verbindung. Die chemische Reinheit wird durch die bei der Herstellung verwendeten Ausgangssubstanzen bestimmt und kann durch Bildung unerwünschter Produkte bei der Herstellung oder Lagerung der Nuklearpharmaka vermindert werden.

Radiochemische Reinheit: Bei vielen Nuklearpharmaka liegt das markierende Nuklid nicht ausschließlich in der gewünschten chemischen Verbindungsform vor. Es kann auch an chemische Verunreinigungen gebunden oder in elementarer bzw. ionogener Form enthalten sein. Der radiochemischen Reinheit kommt bei Nuklearpharmaka erhebliche Bedeutung zu, da die radiochemischen Verunreinigungen sich fast stets in ihrem kinetischen Verhalten von der gewünschten Verbindung unterscheiden. Die Prüfung auf radiochemische Reinheit erfolgt meistens durch Chromatographie oder Elektrophorese.

Sterilität und Pyrogenfreiheit wird für alle Nuklearpharmaka gefordert, die zur parenteralen Anwendung am Menschen vorgesehen sind. Für Nuklearpharmaka gelten im Prinzip die auch für andere Pharmaka üblichen Vorschriften (Steriltest, Pyrogentest, Prüfung auf Verträglichkeit und Eignung im Tierversuch). Bei kurzlebigen Radionukliden müssen Herstellungsverfahren angewendet werden, die Sterilität und Pyrogenfreiheit garantieren: Verwendung steriler und pyrogenfreier Ausgangssubstanzen und Präparation unter sterilen Bedingungen oder Sterilisation des fertigen Nuklearpharmakons (durch Hitze oder Filtration).

Stabilität in vitro: Die Stabilität eines Nuklearpharmakons kann durch Mikroorganismen, durch chemische Zersetzung oder durch Autoradiolyse beeinträchtigt werden. Die Zersetzung durch Mikroorganismen ist durch Wahrung steriler Bedingungen zu vermeiden. Die chemische Zersetzung kann durch geeignete Maßnahmen (Temperatur, pH-Wert, lichtgeschützte Aufbewahrung u. a.) bei den meisten Präparaten ausreichend verhindert werden. Die Autoradiolyse ist eine Folge der Selbstbestrahlung der Präparate: die in dem radioaktiven Präparat absorbierte Strahlenenergie verursacht eine Zerstörung von Molekülbindungen, hauptsächlich der Wassermoleküle in wäßrigen Lösungen. Die Folge sind Sekundärreaktionen der Zersetzungsprodukte mit den gelösten Substanzen (bei Jodpräparaten zum Beispiel Abspaltung von ionogenem Jod) sowie Knallgasbildung. Zur Verminderung der Autoradiolyse tragen niedrige spezifische Aktivität der Präparate, Lagerung im Kühlschrank, Zugabe von Reduktionsmitteln oder Radikalfängern und andere Maßnahmen bei.

Additiva: Den Nuklearpharmaka werden häufig Stoffe zugesetzt, durch die eine Qualitätseinbuße während der Lagerung verhindert werden soll. Dazu gehören antimikrobielle Agenzien, Reduktionsmittel, Strahlenschutzsubstanzen, Puffer sowie Stoffe zur Verhinderung von Ausfällung oder (bei Partikelpräparaten) der Aggregation u. ä.

2.4. Auswahlkriterien

Pharmakokinetik: Jedes Nuklearpharmakon unterliegt nach der Inkorporation bestimmten Bewegungsvorgängen im Organismus, die unter dem Begriff der Pharmakokinetik zusammengefaßt werden. Die nuklearmedizinische Diagnostik und Therapie beruhen auf dem Studium bzw. der Ausnutzung der Bewegungsvorgänge oder wesentlicher Teile oder Zwischenstufen davon.

Für ein diagnostisches Untersuchungsverfahren ist ein Nuklearpharmakon auszuwählen, dessen Kinetik in entscheidendem Maße von dem zu untersuchenden Organ, Organsystem oder Gewebe beeinflußt wird, damit aus dem zu beobachtenden kinetischen Verhalten (das heißt der zeitlichen und räumlichen Verteilung) des Nuklearpharmakons Rückschlüsse auf die Funktionsfähigkeit des Organs, Organsystems oder Gewebes möglich sind. Zum Beispiel ist ^{131}J als Natriumjodid zur Prüfung der Nierenfunktion ungeeignet, obwohl es durch die Nieren ausgeschieden wird, da die Kinetik in entscheidendem Maße durch den Funktionszustand der Schilddrüse bestimmt wird; dagegen ist das gleiche Nuklid, eingebaut in Hippursäure, zur Funktionsdiagnostik der Nieren anwendbar, da die Ausscheidung der Hippursäure hauptsächlich vom Funktionszustand der Nieren abhängt.

Für die nuklearmedizinische Therapie ist anzustreben, daß das inkorporierte Radionuklid möglichst rasch und in möglichst hohem Grade in dem zu bestrahlenden Gewebe angereichert wird und ausreichend lange dort verbleibt.

Halbwertzeit: Für die Strahlenbelastung des Patienten ist es von Bedeutung, wie schnell die inkorporierte Aktivität abnimmt. Ein Maß hierfür ist die effektive Halbwertzeit, die angibt, wann die Aktivität im Körper auf die Hälfte des Ausgangswertes abgesunken ist. Diese Abnahme beruht auf zwei Faktoren:

- dem physikalischen Zerfall, gekennzeichnet durch die physikalische Halbwertzeit;

- der Ausscheidung, gekennzeichnet durch die biologische Halbwertzeit (Halbwertzeit für die Ausscheidung eines stabilen Isotops des betreffenden Elements).

Es besteht die Beziehung:

$$\frac{1}{\text{eff. Halbwertzeit}} = \frac{1}{\text{biolog. Halbwertzeit}} + \frac{1}{\text{physik. Halbwertzeit}}$$

oder

$$\text{eff. Halbwertzeit} = \frac{\text{biolog. Halbwertzeit} \times \text{physik. Halbwertzeit}}{\text{biolog. Halbwertzeit} + \text{physik. Halbwertzeit}}$$

Die effektive Halbwertzeit ist stets kleiner als die biologische und die physikalische Halbwertzeit. Die Strahlenbelastung ist der effektiven Halbwertzeit proportional (siehe 6.5.2.); eine möglichst kleine effektive Halbwertzeit ist daher erwünscht und durch Einsatz kurzlebiger Radionuklide und/oder Nuklearpharmaka mit kleiner biologischer Halbwertzeit zu erreichen. Andererseits muß im allgemeinen

- für die Szintigraphie die effektive Halbwertzeit groß gegenüber der Szintigraphiedauer und

- für die Funktionsdiagnostik die physikalische Halbwertzeit vergleichbar mit der Untersuchungsdauer sein.

So eignet sich zum Beispiel markiertes Hippurat wegen seiner kurzen biologischen Halbwertzeit kaum zur Nierenszintigraphie und ^{132}J wegen seiner kurzen physikalischen Halbwertzeit nicht zum Radiojod-Zweiphasenstudium.

Stabilität in vivo: Bei der Anwendung von Nuklearpharmaka ist zu berücksichtigen, daß stets das markierende Nuklid gemessen wird, unabhängig davon, ob es sich in der applizierten chemischen Verbindung befindet oder nicht. Das Radionuklid darf daher während der Untersuchung nur in vernachlässigbarer Menge aus der gewählten chemischen Verbindung abgespalten werden. Wegen einer solchen Abspaltung sind zum Beispiel Jod-markierte Fettsäuren zur Untersuchung der Fettresorption stark umstritten;

auch Jod-markierte Eiweiße neigen zur Abspaltung von Jod, jedoch in der Regel während des Untersuchungszeitraums nur in geringem Ausmaß, so daß das Untersuchungsergebnis nicht verfälscht wird. Auch durch den Stoffwechsel kann das Radionuklid in eine andere Verbindungsform gelangen; diese metabolische Veränderung kann Untersuchungsgegenstand sein, zum Beispiel beim Radiojod-Zweiphasenstudium der Schilddrüse. In anderen Fällen können solche Umsetzungen störend wirken.

Radiotoxizität: Unter der Radiotoxizität versteht man die Eigenschaft von Radionukliden, nach der Inkorporation eine biologisch schädigende Wirkung auf Grund der Strahlung hervorzurufen. Für die radiotoxische Wirkung spielen Faktoren wie die physikalische und biologische Halbwertzeit, die Anreicherung des Radionuklids in bestimmten Organen, deren Strahlensensibilität usw. eine Rolle. Man teilt die Radionuklide in 4 Radiotoxizitätsgruppen ein: 1 = sehr hohe, 2 = hohe, 3 = mittlere, 4 = niedrige Radiotoxizität. Die in der Nuklearmedizin verwendeten Radionuklide gehören fast ausschließlich der 3. und 4. Gruppe, nur wenige der 2. Gruppe (zum Beispiel [131]J) und keine der 1. Gruppe an. Die Radiotoxizität darf im Hinblick auf die nuklearmedizinische Anwendung nicht überbewertet werden: In der nuklearmedizinischen Diagnostik kommen nur entsprechend niedrige Aktivitäten zur Anwendung, und in der Therapie ist die schädigende (= Bestrahlungs-)Wirkung gerade erwünscht.

Strahlenart: In der nuklearmedizinischen Diagnostik müssen meistens inkorporierte Radionuklide durch Messung von der Körperoberfläche her registriert werden. Für derartige Untersuchungen kommen ausschließlich γ- oder β^+-strahlende Radionuklide in Frage, da nur die γ- bzw. Positronen-Vernichtungsstrahlung die erforderliche Durchdringungsfähigkeit besitzt, nicht jedoch die β-Strahlung (in seltenen Fällen können inkorporierte β-Strahler über die Bremsstrahlung von außen nachgewiesen werden, siehe 1.3.1.). Sind jedoch die nuklearmedizinischen Untersuchungen auf die Bestimmung der Aktivität von Meßproben beschränkt, so können auch β^--Strahler Verwendung finden. Für die therapeutische Anwendung wird dagegen fast ausschließlich die β-Strahlung ausgenutzt.

Strahlungsenergie: Für die Messung inkorporierter Radionuklide von der Körperoberfläche her muß die Energie der γ-Strahler so hoch sein, daß keine störenden Absorptionsverluste auftreten. Bei sehr nahe an der Körperoberfläche gelegenen und nach der Tiefe wenig ausgedehnten Organen (zum Beispiel Schilddrüse) reichen für mehr qualitative Messungen etwa 30 keV (zum Beispiel [125]J) noch aus; i. a. sind jedoch höhere Energien erforderlich. Dem nutzbaren Energiebereich sind auch nach oben hin Grenzen gesetzt: Mit zunehmender Energie nimmt die Empfindlichkeit der Strahlungsdetektoren ab, die Kollimation wird schwieriger und hinsichtlich der Strahlenausbeute ungünstiger. Optimal ist der Energiebereich von 100–400 keV; die Vernichtungsstrahlung hat eine Quantenenergie von 511 keV.

Ökonomie: Bei der Auswahl der Nuklearpharmaka sind auch zahlreiche ökonomische Faktoren zu berücksichtigen, die eine sorgfältige Abwägung von Kosten und Nutzen erfordern. Auf der Kostenseite gehen die Nuklide, die Ausgangssubstanzen, die Herstellung und Konfektionierung der Nuklearpharmaka, die Verluste durch Abklingen oder begrenzte Lagerfähigkeit sowie der personelle und technische Aufwand bei der Anwendung ein. Auf der Nutzenseite steht der diagnostische oder therapeutische Gewinn, der zu erzielen ist und nicht nur als Ausdruck der Sorge um den Menschen gewertet werden darf, sondern häufig auch unmittelbar ökonomische Verluste vermeiden hilft (Krankheitsdauer, Produktionsausfälle usw.). In diesem Sinne tragen die Mitarbeiter nuklearmedizinischer Einrichtungen Verantwortung dafür, daß die erheblichen öffentlichen Mittel optimal genutzt werden.

3. Nuklearmedizinische Methoden

3.1. Kinetische Untersuchungen

Kinetische Untersuchungen spielen in der nuklearmedizinischen Diagnostik eine bedeutende Rolle. Bei diesen Untersuchungen wird der Weg einer inkorporierten radioaktiven Substanz durch den Organismus verfolgt. Radiojod zum Beispiel, als Jodid oral verabfolgt, erscheint zunächst als Jodid im Blutserum, wird dann von der Schilddrüse aufgenommen und in Hormone eingebaut und gelangt wieder als Hormonjod ins Serum zurück. Diese Vorgänge können durch Aktivitätsmessungen quantitativ erfaßt werden. Die einzelnen Räume, Organe oder Stoffwechselstufen (im

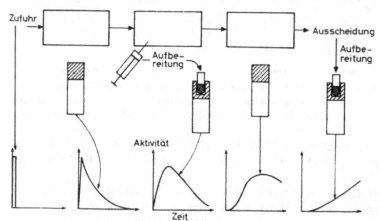

Abb. 15: Prinzip einer kinetischen Untersuchung. Oben: der Weg des Radioindikators durch mehrere Compartments; Mitte: Aktivitätsmessung in den Compartments (Messung von außen oder aufeinanderfolgende Probenmessungen); unten: die in den einzelnen Compartments gemessenen Aktivitätsverläufe.

39

angeführten Beispiel anorganisches Serumjod, Schilddrüse, Hormonjod im Serum) bezeichnet man als *Compartments* (Kammern), die Absolutmenge einer Substanz in einem Compartment (oder mehreren Compartments) als *Pool*.

Die kinetischen Untersuchungen beruhen alle auf dem gleichen *Prinzip*: Der Radioindikator wird in den Stoffwechsel eingeschleust, durchläuft ein oder mehrere Compartments und wird wieder ausgeschieden. Durch Probenmessung (zum Beispiel Blut, Urin) oder durch Messung von außen wird die Aktivität (bzw. die Aktivitätskonzentration oder die spezifische Aktivität) in den Compartments kontinuierlich oder zu bestimmten Zeiten gemessen (Abb. 15).

Für die Messung der Aktivität eines Radioindikators in bestimmten Organen von der Körperoberfläche her werden Szintillationszähler verwendet, die mit einer Abschirmung und einem Kollimator versehen und an einem Stativ befestigt sind.

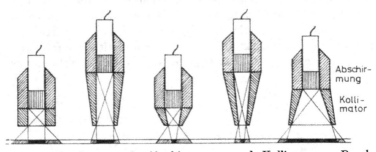

Abb. 16: Detektoren mit Abschirmungen und Kollimatoren. Durch Länge und Öffnung eines Kollimators werden die Größe des Meßfeldes und die Schärfe der Meßfeldbegrenzung bestimmt.

Die *Abschirmung* (Abb. 16) hat die Aufgabe, den durch die Umgebungsstrahlung verursachten Nulleffekt (siehe 1.6.4.) zu verringern.

Durch den *Kollimator* soll erreicht werden, daß den Szintillationszähler nur Strahlung treffen kann, die von dem interessierenden Organ bzw. von der interessierenden Körperregion ausgeht.

Für radioaktive Substanzen, die sich in dem stark ausgezogenen Gebiet des Meßfeldes (Abb. 16) befinden, ist die Nachweisempfindlichkeit etwa konstant; sie hängt vom Abstand und von der Größe des Kristalls ab. Die Nachweisempfindlichkeit nimmt in den schraffierten Gebieten nach außen ab, da der Teil des Szintillatorkristalls, der von der Strahlung getroffen werden kann, um so kleiner wird, je weiter außen die Strahlenquelle liegt. Außerhalb des schraffierten Gebiets sinkt die Empfindlichkeit rapide ab.

Für den Abstand Organ (Strahlenquelle) – Detektor muß ein Kompromiß geschlossen werden: Bei großen Abständen können längere Kollimatoren mit entsprechend schärferer Begrenzung des Meßfeldes (Abb. 16) verwendet werden, und Abstandsänderungen wirken sich weniger auf das Meßergebnis aus als bei kleinen Abständen, bei denen jedoch die Impulsrate unter sonst gleichen Bedingungen höher ist.

Die Kollimatoren sind in der Regel auswechselbar, damit Kollimatorlänge sowie Größe und Form der Öffnung (kreisrund, oval, rechteckig) der jeweiligen Aufgabe angepaßt werden können. Abschirmungen und Kollimatoren sind meistens aus Blei und zur Erhöhung der mechanischen Stabilität mit Stahl ummantelt.

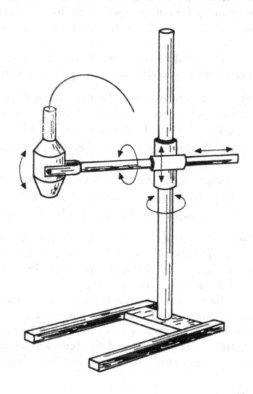

Abb. 17: Meßkopf
am Stativ.

Der komplette *Meßkopf*, bestehend aus Szintillationszähler, Abschirmung und Kollimator, wird von einem *Stativ* getragen, das eine allseitige Beweglichkeit und damit Einstellung des Meßkopfes auf jede Körperstelle in jeder gewünschten Richtung erlaubt (Abb. 17). Es gibt auch mehrarmige und Mehrsäulen-Stative, die bis zu 4 voneinander unabhängig einstellbare Meßköpfe aufweisen.

Die Bestimmung der Aktivitätskonzentration in Körperflüssigkeiten erfolgt durch Entnahme von Proben, die aufbereitet und dann im Bohrloch-Szintillationszähler (siehe 1.4.3.) gemessen werden.

Für die einzelnen kinetischen Untersuchungen bestehen *methodische Unterschiede*: Einmal sind die zugrundeliegenden Compartment-Systeme sehr unterschiedlich, sowohl hinsichtlich der Zahl der Compartments als auch hinsichtlich der Kompliziertheit (es können Verzweigungen, Rückführungen usw. auftreten). Zum anderen ergeben sich Unterschiede dadurch, daß manche Compartments für eine Messung nicht bzw. nur schwer zugänglich sind oder daß sich mehrere Compartments nur als Komplex erfassen lassen.

Entsprechend verschieden ist auch die *Auswertung*. Die Auswerteverfahren lassen sich in 3 Gruppen zusammenfassen:

a) Es wird nur der zeitliche Verlauf der Aktivität in den einzelnen Compartments gewertet (Anstiegs- und Abfallgeschwindigkeiten, Zeitpunkt der Maxima usw.).

b) Zur Beurteilung wird die Aktivität (in Prozent der zugeführten Aktivität) in den einzelnen Compartments zu bestimmten Zeiten herangezogen, eventuell kombiniert mit der Methode a).

c) Es werden für die Übergänge zwischen den Compartments Übergangsraten (Austausch-, Fluß-, Umsatzraten) berechnet.

Die Spezifität der erhaltenen Information nimmt von a) nach c) zu, aber ebenso der erforderliche Aufwand an Meßdaten und Berechnungen. Für klinische Belange sind häufig die einfacheren Verfahren völlig ausreichend.

Für die bei der Auswertung notwendigen Berechnungen werden heute zunehmend Computer eingesetzt. Darüber hinaus besteht ein Trend, die Auswertung weitgehend zu automatisieren (automatische Erfassung der Meßdaten – automatische Datenverarbeitung – automatische Befundung bzw. Diagnosestellung – automatischer Ausdruck eines Arztbriefes). Insbesondere bei den zahlenmäßig häufigsten Untersuchungen trägt dies wesentlich zur Rationalisierung bei.

3.2. Retentionsmessungen

Bei bestimmten nuklearmedizinischen Untersuchungen ist zu ermitteln, welcher Prozentsatz einer dem Körper zugeführten Substanz im Körper zurückbehalten (retiniert) wird. Wegen der Bilanzgleichung

zurückbehaltene Menge + ausgeschiedene Menge =
zugeführte Menge

kann die zurückbehaltene Menge entweder direkt (Retentionsmessung) oder indirekt als Differenz von zugeführter und ausgeschiedener Menge (Exkretionsmessung) bestimmt werden.

3.2.1. Direkte Retentionsmessung

Die direkte Messung erfolgt mit einem *Ganzkörperzähler*. Ein Ganzkörperzähler (Whole Body Counter) ist ein Meßgerät, mit dem die im gesamten Körper befindliche Aktivität eines Radionuklids (oder mehrerer Radionuklide) gemessen werden kann. Diese Messung von außen kann natürlich nur γ-strahlende Nuklide erfassen.

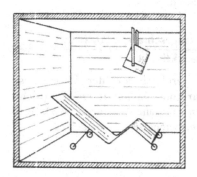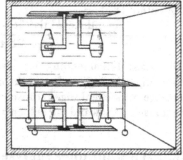

Abb. 18: Ganzkörperzähler mit 1 Detektor und W-förmiger Patientenlagerung (links) und mit 4 Detektoren (rechts), jeweils eingebaut in eine Abschirmkammer.

Man verwendet hierfür einen oder mehrere Szintillationszähler mit großen Kristallen (hohe Empfindlichkeit!). Sie werden so auf den Patienten gerichtet (Abb. 18), daß das Meßergebnis möglichst wenig davon beeinflußt wird, wo sich das Radionuklid im Körper befindet. Die höchste Meßempfindlichkeit erreicht man mit flüssigen Szintillatoren in großen Tanks, die einen Hohlzylinder bilden, in den der Patient eingeschoben werden kann (4π-Geometrie, siehe 1.6.). Der technische Aufwand hierfür ist allerdings enorm und die hohe Empfindlichkeit auch nur selten erforderlich; es gibt daher im Weltmaßstab nur wenige dieser Großraumdetektoren.

Um den Einfluß der Umgebungsstrahlung zu reduzieren, baut man den Ganzkörperzähler in eine Abschirmkammer ein. Das Abschirmmaterial selbst darf keine radioaktiven Bestandteile enthalten; bevorzugt wird Eisen aus der Zeit vor der Anwendung künstlicher radioaktiver Nuklide (alte Eisenbahnschienen, alte Panzerschiffe).

Mit dem Ganzkörperzähler ist eine *Retentionsmessung* sehr einfach und mit zuverlässigem Resultat durchzuführen. Man erhält:

$$\text{Retention}(\%) = \frac{\text{Ganzkörperaktivität}}{\text{zugeführte Aktivität}} \times 100$$

3.2.2. Exkretionsmessung

Für eine Exkretionsmessung ist es notwendig, die Ausscheidungen (praktisch kommen dafür nur Urin und Stuhl in Frage) zu sammeln und zu messen. Es ergibt sich dann:

$$\text{Retention}(\%) = \frac{\text{zugeführte Aktivität} - \text{ausgeschiedene Aktivität}}{\text{zugeführte Aktivität}} \times 100$$

Die Exkretionsmessung ist im Vergleich mit der Retentionsmessung schwieriger durchführbar und weniger zuverlässig (nicht erfaßte Ausscheidungen täuschen zu hohe Retention vor). Der technische Aufwand ist jedoch vergleichsweise sehr gering.

3.3. Verdünnungsanalyse

Mit Hilfe der Verdünnungsanalyse können unbekannte Volumina und Mengen bestimmt werden.

3.3.1. Bestimmung von Volumina

Das *Prinzip* ist bereits vom Arbeiten mit nicht radioaktiven Indikatoren (zum Beispiel Farbstoffen) her bekannt: Man fügt dem unbekannten Volumen eine genau bekannte Indikatormenge zu; aus der Indikatorkonzentration, die sich nach gleichmäßiger Durchmischung einstellt, kann das unbekannte Volumen be-

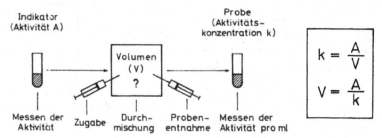

Abb. 19: Bestimmung eines unbekannten Volumens mit Hilfe der Verdünnungsanalyse.

rechnet werden (Abb. 19). Die Aktivitätskonzentration erhält man aus Volumen und Aktivität einer Meßprobe (Messung im Bohrloch-Szintillationszähler).

$$\text{Volumen (ml)} = \frac{\text{eingesetzte Aktivität}}{\text{Probenaktivität pro ml}}$$

Genau genommen wird das unbekannte Volumen um das (kleine) Volumen des Indikators vergrößert. Diese Vergrößerung kann in der Praxis fast immer vernachlässigt werden. Ist das nicht der Fall, muß von dem berechneten Volumen das Volumen des Indikators abgezogen werden:

$$\text{Volumen (ml)} = \frac{\text{eingesetzte Aktivität}}{\text{Probenaktivität pro ml}} - \text{Indikatorvolumen (ml)}$$

3.3.2. Bestimmung von Substanzmengen

Mit der Verdünnungsanalyse lassen sich nicht nur geometrisch definierte Volumina (zum Beispiel Blutvolumen) bestimmen, sondern auch unbekannte Mengen bestimmter Substanzen (Pools) im Körper (zum Beispiel Gesamtkörperkalium). Voraussetzung ist jedoch, daß sich die zugeführte radioaktive Substanz mit der gleichen, inaktiven Substanz im Körper durch Austauschvorgänge gleichmäßig vermischt (austauschbare Pools). Die unbekannte Menge der Substanz ergibt sich dann aus der Gesamtaktivität und der spezifischen Aktivität einer Probe (Abb. 20).

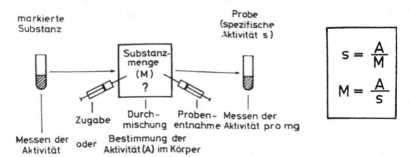

Abb. 20: Bestimmung einer unbekannten Menge mit Hilfe der Verdünnungsanalyse.

Menge der Substanz (mg) =

$$\frac{\text{Gesamtaktivität im Körper}}{\text{Aktivität pro mg Substanz in der Probe}}$$

Als Gesamtaktivität im Körper kann die zugegebene Aktivität eingesetzt werden, wenn während der Durchmischungszeit höchstens ein vernachlässigbarer Teil der Aktivität ausgeschieden wird. Andernfalls muß die im Körper retinierte Aktivität bestimmt werden (Retentionsmessung, siehe 3.2.).

3.4. in-vitro-Diagnostik

Die in-vitro-Diagnostik mit Radionukliden ist nuklearmedizinische Labordiagnostik ohne Strahlenbelastung des Patienten. Sie dient zur quantitativen Bestimmung medizinisch wichtiger Substanzen, wie zum Beispiel von Hormonen, bis in einen Konzentrationsbereich von Nanogramm (1 ng $= 10^{-9}$ g) und Pikogramm (1 pg $= 10^{-12}$ g) pro ml.
Die in-vitro-Verfahren sind konventionellen Methoden häufig hinsichtlich Empfindlichkeit, Spezifität, Genauigkeit oder Einfach-

heit überlegen. Ihre Bedeutung und die Zahl der angewendeten in-vitro-Verfahren nimmt daher gegenwärtig enorm zu.

Die in-vitro-Methoden beruhen auf folgendem *Prinzip*: Man läßt „im Reagenzglas" zwei Reaktionspartner (zum Beispiel Antigen und Antikörper, Hormon und Transportprotein, Enzym und Substrat usw.) miteinander reagieren (Proteinbindung, Derivatbildung usw.); einer der Reaktionspartner ist radioaktiv markiert und im Überschuß vorhanden:

Reaktionspartner 1 + **Reaktionspartner 2** $\rightleftarrows$ **Reaktionsprodukt**
(nicht markiert) (markiert, Überschuß) (markiert)

Wegen des Überschusses kann der markierte Reaktionspartner nicht restlos in das Reaktionsprodukt übergeführt werden; ein mehr oder weniger großer Anteil bleibt frei[1].

Der freie markierte Reaktionspartner oder das Reaktionsprodukt wird nach Ablauf der Reaktion (je nach den Reaktionspartnern und Reaktionsbedingungen Minuten bis Wochen) aus dem Analysenansatz entfernt. Für diese Trennung werden Elektrophorese, Chromatographie, Ionenaustauscher, Gelfiltration, Ausfällung und andere Verfahren angewendet. Durch Aktivitätsmessungen kann dann der freie Anteil ermittelt werden.

Die Größe des freien Anteils hängt davon ab, in welcher Konzentration die beiden Reaktionspartner vorlagen. Auf dieser Abhängigkeit beruht die Bestimmung unbekannter Substanzkonzentrationen.

Die in-vitro-Verfahren lassen sich in zwei große Gruppen einteilen.[2] Bei den Verfahren der ersten Gruppe ist die Substanz, deren Konzentration ermittelt werden soll, dem im Überschuß

[1] Streng genommen bleibt auch stets ein Teil des nicht markierten Reaktionspartners frei. Für das Reaktionsgleichgewicht gilt (Massenwirkungsgesetz):

$$\frac{\text{Konzentration des freien Reaktionspartners 1} \times \text{Konzentration des freien Reaktionspartners 2}}{\text{Konzentration des Reaktionsprodukts}} = K$$

(K = Gleichgewichtskonstante)

Im allgemeinen werden Reaktionsbedingungen angestrebt, bei denen das Reaktionsgleichgewicht möglichst weit zugunsten des Produkts liegt, der Anteil an frei bleibendem Reaktionspartner 1 demnach gering ist.

[2] Systematik und Nomenklatur sind in der Literatur noch sehr uneinheitlich.

vorhandenen, markierten Reaktionspartner (kompetitive Bindungsanalyse) zuzuordnen. Bei den Verfahren der zweiten Gruppe stellt die zu bestimmende Substanz den nur begrenzt vorhandenen (nicht markierten) Reaktionspartner dar (Radioreagensanalyse).

3.4.1. Kompetitive Bindungsanalyse (kompetitiver Radioassay, Sättigungsanalyse)

Bei der kompetitiven Bindungsanalyse werden drei Komponenten zusammengebracht; die Reihenfolge ist bei den einzelnen Verfahren unterschiedlich (Abb. 21):

– ein geeigneter Reaktionspartner (Antikörper, natürlich vorkommendes Protein, Enzym oder Mikroorganismen) für die zu bestimmende Substanz,

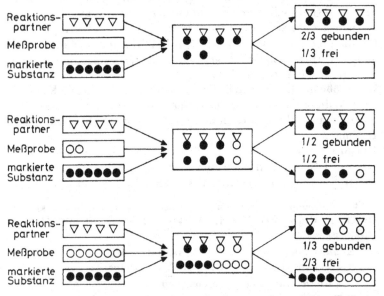

Abb. 21: Prinzip der kompetitiven Bindungsanalyse: Die markierte Substanz konkurriert mit der nicht markierten in der Meßprobe um den Reaktionspartner. Bereits ohne Substanz in der Meßprobe (oben) kann von der markierten Substanz ein Teil nicht mehr gebunden werden; dieser Anteil nimmt mit zunehmendem Substanzgehalt der Meßprobe zu.

- die nicht markierte Substanz, deren Konzentration zu ermitteln ist (Meßprobe),
- dieselbe, jedoch radioaktiv markierte Substanz (Tracer) in für alle Meßproben gleichbleibender Menge.

Die Konzentrationen des Reaktionspartners und des Tracers werden so gewählt, daß der Tracer bereits bei Abwesenheit der inaktiven Substanz nur zu einem Teil (50–70 %) vom Reaktionspartner gebunden werden kann.

Die zusätzlich eingebrachte nicht markierte Substanz konkurriert daher mit der markierten um den nur begrenzt verfügbaren Reaktionspartner. Der frei bleibende Anteil der markierten wie nicht markierten Substanz hängt davon ab, wieviel zu messende inaktive Substanz zugesetzt wurde: War die Konzentration hoch, bleibt ein großer Teil der (markierten und nicht markierten) Substanz frei und umgekehrt (Abb. 21).

Aus dem Prozentsatz der freien (oder der an den Reaktionspartner gebundenen) Aktivität bzw. aus dem Verhältnis von gebundener zu freier Aktivität kann daher mit Hilfe einer Eichkurve die unbekannte Substanzkonzentration ermittelt werden. Die Eichkurve erhält man, indem man die Analyse mit Standardlösungen durchführt, deren Substanzkonzentrationen bekannt sind.

Die Untergliederung der speziellen Verfahren erfolgt gewöhnlich nach dem verwendeten Reaktionspartner für die zu messende Substanz. Für die Routine-Diagnostik sind besonders die Radioimmunanalyse und die kompetitive Proteinbindungsanalyse von Bedeutung.

Radioimmunanalyse (Radioimmunoassay, radioimmunchemische Hormonbestimmung)

Bei der Radioimmunanalyse bilden Antikörper den Reaktionspartner für die zu messende Substanz. Zur Gewinnung entsprechender Antiseren werden meistens Meerschweinchen oder Kaninchen durch wiederholte Injektionen der betreffenden Substanz als Antigen immunisiert.

Im Analysengang bevorzugt man häufig eine gestaffelte Umsetzung: Man läßt zunächst die zu messende Substanz mit den Antikörpern reagieren und setzt erst dann den Tracer zu. Die nicht markierte Substanz ist dadurch bei der Besetzung der Bindungsplätze im Vorteil. Der Anteil an freier markierter Substanz wird folglich vergrößert und die Empfindlichkeit erhöht. Die

Trennung von gebundener und freier Substanz muß hier erfolgen, bevor sich die markierte Substanz mit der nicht markierten voll ins Gleichgewicht setzen kann (durch entsprechende Verdrängung nicht markierter Substanz von den Bindungsplätzen)[1]).

Antikörper reagieren im allgemeinen spezifisch mit dem zur Immunisierung verwendeten Antigen. Die Radioimmunanalyse besitzt daher eine hohe Spezifität, das heißt die Messung einer Substanz wird von der Anwesenheit strukturell ähnlicher Verbindungen nicht beeinflußt, und es erübrigt sich meistens eine Isolierung der zu messenden Substanz. Beim Auftreten von Kreuzreaktionen (Reaktionen der Antikörper mit anderen Antigenen als zur Immunisierung verwendet wurden) wird die Spezifität verringert.

Die Radioimmunanalyse hat sich als empfindliches Verfahren zur Bestimmung von Polypeptid- und Proteohormonen bewährt. Für einige Hormone gibt es kommerziell Testbestecke, mit deren Hilfe die Analyse relativ einfach durchzuführen ist.

Kompetitive Proteinbindungsanalyse

Bei der kompetitiven Proteinbindungsanalyse werden natürlich vorkommende Serum- oder Gewebsproteine als Reaktionspartner verwendet.

Die Spezifität der Proteine ist im allgemeinen wesentlich geringer als die der Antikörper. Um Meßfehler durch unspezifische Bindungen zu vermeiden, ist häufig eine Extraktion und Isolierung der zu bestimmenden Substanz vor der Analyse notwendig.

Bei der Proteinbindung stellt sich das Gleichgewicht relativ schnell ein. Es ist daher im Prinzip gleichgültig, in welcher Reihenfolge Protein, markierte und nicht markierte Substanz zusammengegeben werden.

Sind mit Substanzverlust behaftete Verfahren zur Extraktion und Isolierung vor der eigentlichen Analyse notwendig, kann es vorteilhaft sein, die markierte Substanz bereits vor der Durchführung

---

[1]) Die Radioimmunanalyse mit gestaffelter Umsetzung nimmt eine Zwischenstellung zwischen der kompetitiven Bindungsanalyse und der im folgenden beschriebenen Radioreagensanalyse ein. Die Radioimmunanalyse mit gestaffelter Umsetzung kann nämlich auch als Variante der Radioreagensanalyse aufgefaßt werden: Der zu messenden Substanz werden Antikörper im Überschuß zugesetzt; die verbleibende freie Bindungskapazität der Antikörper (von der Substanzmenge abhängig!) wird durch Zusatz markierter Substanz bestimmt.

dieser Verfahren zuzugeben. Substanzverluste können dadurch an Hand der Aktivitätseinbuße während der Arbeitsgänge ermittelt und berücksichtigt werden.

Bei Testbestecken wiederum bindet man zur Vereinfachung des Analysengangs gern die markierte Substanz im voraus an das Protein. Die zu bestimmende Substanz verdrängt dann so lange markierte Substanz von den Bindungsplätzen, bis sie mit dieser im Gleichgewicht steht, das heißt bis die gebundenen Anteile der markierten und der nicht markierten Substanz gleich groß sind.

Mit der kompetitiven Proteinbindungsanalyse lassen sich Schilddrüsenhormone und einige Steroide, aber auch andere Substanzen wie zum Beispiel Vitamin B_{12} bestimmen.

3.4.2. Radioreagensanalyse

Bei der Radioreagensanalyse läßt man die zu messende Substanz mit einem im Überschuß vorhandenen markierten Reaktionspartner reagieren (Abb. 22). Wegen des Überschusses kann nur ein Teil der markierten Substanz eine Bindung mit der zu messen-

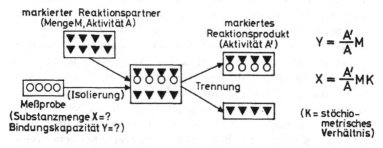

Abb. 22: Prinzip der Radioreagensanalyse: In Abhängigkeit von der Substanzmenge bzw. der Bindungskapazität der Meßprobe wird ein mehr oder weniger großer Anteil des Reaktionspartners gebunden.

den Substanz eingehen. Das Reaktionsprodukt wird abgetrennt und seine Aktivität gemessen. Die Menge des bei der Reaktion gebundenen markierten Reaktionspartners läßt sich dann bei

51

Kenntnis der eingesetzten Menge[1]) des markierten Reaktionspartners ermitteln:

Menge des gebundenen markierten Reaktionspartners =

$$\frac{\text{gebundene Aktivität (mCi)}}{\text{eingesetzte Aktivität (mCi)}} \times \text{eingesetzte Menge (mg)}$$

Auf diesem Zusammenhang basiert eine große Zahl von Verfahren, die in zwei Gruppen zusammengefaßt werden können:

Bestimmung der Bindungskapazität

Die gebundene Menge des markierten Reaktionspartners ist ein
quantitatives Maß für die Fähigkeit der untersuchten Substanz,
den Reaktionspartner zu binden: die gebundene Menge des markierten Reaktionspartners ist gleich der *Bindungskapazität* der
untersuchten Substanz (Serumprotein, Antikörper) für den Reaktionspartner (Hormone, aber auch Eisen und Vitamin B_{12}).[2])
Hauptanwendung ist die Bestimmung freier Bindungskapazitäten
von Serumproteinen.

Bestimmung von Substanzkonzentrationen

Aus der gebundenen Menge des Reaktionspartners kann mit Hilfe
des stöchiometrischen Verhältnisses, in dem sich die untersuchte
Substanz mit dem Reaktionspartner verbindet, die Substanzmenge in der Analysenprobe ermittelt werden.[2]) Hauptanwendungen sind die Steroidbestimmung mit Hilfe der Derivat-Analyse
(Bildung markierter Derivate), die radioimmunometrische Hormonbestimmung (Antigen-Antikörper-Reaktionen unter Verwendung markierter Antikörper) und die radiometrische Enzym-
bestimmung (Verwendung eines markierten Substrats).
Bei allen Verfahren wird vorausgesetzt, daß die zu bestimmende
Substanz (praktisch) quantitativ mit dem markierten Reaktionspartner reagiert und daß keine Substanzverluste bei dem Trenn-
verfahren auftreten. Häufig ist diese Voraussetzung nicht erfüllt;
man wendet dann *Doppel-Isotopen-Methoden* an: Der Serumprobe
mit der zu bestimmenden Substanz wird eine kleine Menge der

---

[1]) Eingesetzte Menge (mg) = Konzentration (mg/ml) $\times$ eingesetztes
Volumen (ml) = eingesetzte Aktivität (mCi)/spezifische Aktivität (mCi/
mg).

[2]) Unter Berücksichtigung des eingesetzten Serumvolumens erfolgt eine
Umrechnung auf 1 oder 100 ml Serum.

gleichen, jedoch mit einem anderen Nuklid markierten Substanz zugesetzt (Abb. 23). Aus dem Aktivitätsanteil, der im Reaktionsprodukt wiederzufinden ist, kann der Substanzverlust ermittelt und durch einen Korrekturfaktor berücksichtigt werden.)[1] Das hierfür zur Markierung verwendete Nuklid muß sich auf Grund anderer Strahlungsart oder -energie von dem Nuklid unterscheiden lassen, mit dem der Reaktionspartner markiert wurde.

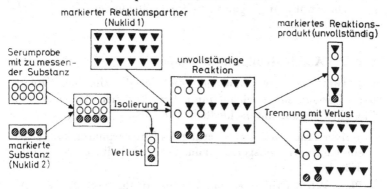

Abb. 23: Bei der Doppelisotopen-Methode können mit Hilfe des zweiten Nuklids Substanzverluste ermittelt werden. Die Aktivität des Nuklids 2 im abgetrennten Reaktionsprodukt läßt erkennen, daß im Beispiel nur noch $1/_4$ der Substanz erfaßt wird, das Meßergebnis demnach mit 4 zu multiplizieren ist.

3.5. Szintigraphie

Szintigraphie ist die bildhafte Darstellung der Verteilung von Radionukliden im Körper durch Messung von außen. Die Szintigraphie erfolgt in zwei Schritten:

1. Es muß ein Nuklearpharmakon appliziert werden, das spezifisch in dem interessierenden Gewebe, Organ oder Körperteil angereichert wird und dort ausreichend lange verweilt.
2. Die (räumliche) Verteilung des Nuklearpharmakons wird (zweidimensional) abgebildet. Diese Abbildung nennt man *Szintigramm* (Scan).

[1] Die Anwendung solcher „Leit-Isotope" zur Erfassung von Substanzverlusten ist eine allgemeine Methode; am Prinzip der Radioreagensanalyse ändert sich dadurch nichts.

53

Es können heute nahezu alle Organe bzw. Organsysteme und bestimmte Gewebe szintigraphisch untersucht werden. Die Szintigraphie ist keine rein morphologische Diagnostik, denn zur Darstellung kommt dasjenige Gewebe, in dem sich das Nuklearpharmakon anreichert. Das ist in der Regel funktionstüchtiges Gewebe des betreffenden Organs, es kann aber auch (zum Beispiel bei Hirntumoren) gerade das pathologisch veränderte Gewebe sein. Die Szintigraphie gewährt daher völlig andere Aussagen als die Röntgendiagnostik.

3.5.1. Anreicherungsmechanismen

Die Anreicherungsmechanismen sind für die einzelnen Organe bzw. Gewebe entsprechend ihren verschiedenen Aufgaben und Fähigkeiten ganz unterschiedlich. Die wichtigsten sind:

- aktiver Transport (Anreicherung des Nuklearpharmakons gegen ein Konzentrationsgefälle, zum Beispiel Jodid in der Schilddrüse),
- Phagozytose (Abfangen von Mikropartikeln durch das retikuloendotheliale System),
- Sequestration (Abfangen von alterierten Erythrozyten durch die Milz),
- Kapillarblockade (Partikel von mehr als etwa 10 μm $\emptyset$ bleiben in den Kapillaren bzw. Präkapillaren stecken, zum Beispiel Makro-Albuminpartikel in den Lungenkapillaren),
- Austausch (eines stabilen Atoms bzw. Moleküls gegen ein radioaktives mit ähnlichem chemischen Verhalten, zum Beispiel Ca gegen ^{18}F an der Oberfläche von Knochen mit erhöhtem Mineralstoffwechsel),
- Diffusion (Membrandurchlässigkeit für bestimmte Stoffe, zum Beispiel veränderte Blut-Hirn-Schranke bei Hirnprozessen),
- Metabolismus (Anreicherung durch Stoffwechselprozesse, zum Beispiel Aminosäuren in Organen mit hohem Aminosäureumsatz),
- passive Ablagerung (zum Beispiel von inhalierten Aerosolen in den Alveolen),
- Mitführung radioaktiver Substanzen, die die Gefäße nicht verlassen können, durch das Blut oder die Lymphe (Blutpool-, Lymph-Szintigraphie).

3.5.2. Geräte

Für die szintigraphische Abbildung der Verteilung eines Nuklearpharmakons verwendet man Geräte mit bewegtem Detektor (Scanner) oder mit ruhendem Detektor (Szintillationskameras).

3.5.2.1. Scanner

Scanner („Abtaster") bestehen aus einem kollimierten Szintillationsdetektor, einem Antriebsmotor mit dazugehörender Steuerung, einer elektronischen Ausrüstung zum Betrieb des Szintillationszählers und zur Verarbeitung der Detektorimpulse sowie aus einem Druckwerk (Abb. 24).

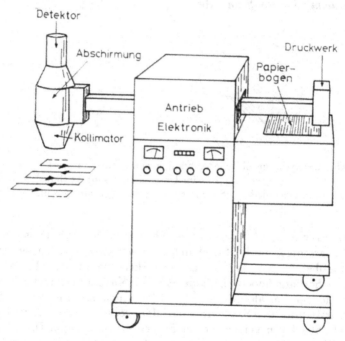

Abb. 24: Scanner.

Der Szintillationsdetektor wird durch das Antriebssystem mäanderförmig über das zu untersuchende Gebiet bewegt. Mit dem Detektor ist das Druckwerk mechanisch gekoppelt; es führt daher

55

die gleiche Bewegung wie der Detektor aus. Die Detektorimpulse werden verstärkt und einem Impulshöhenanalysator (siehe 1.5.4.) zugeführt, der auf das verwendete Nuklid eingestellt ist. Mit den Ausgangsimpulsen des Impulshöhenanalysators wird eine weitere elektronische Baugruppe (Kontrastverstärker) gespeist, deren Aufgabe es ist, die Auswertbarkeit der Szintigramme zu verbessern. Die Ausgangsimpulse des Kontrastverstärkers werden dem Druckwerk zugeführt, das für jeden Impuls einen kurzen Strich auf einen Papierbogen druckt. Im Ergebnis werden dann, wenn der Detektor ein Gebiet mit hoher Aktivität überstreicht, sehr dicht liegende Striche gedruckt; überfährt jedoch der Detektor einen Bezirk mit geringer Aktivität, so liegen die ausgedruckten Striche weiter auseinander. Man nennt dieses Szintigramm *Strich-Szintigramm* oder *Dot-Scan* (Abb. 25).

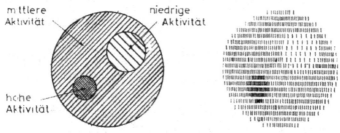

Abb. 25: Szintigraphische Abbildung einer Aktivitätsverteilung. Einer niedrigen Aktivität im Untersuchungsobjekt (links) entspricht eine niedrige Strichdichte im Szintigramm (rechts) und umgekehrt.

Da es schwierig ist, bei der Betrachtung des Szintigramms geringe Unterschiede in der Strichdichte zu erkennen, werden mit Hilfe des oben erwähnten Kontrastverstärkers diese Unterschiede stärker hervorgehoben. Es gibt für die Kontrastverstärkung verschiedene Verfahren. Besonders leicht auswertbar ist eine farbige Darstellung der Szintigramme. Man verwendet ein Druckwerk, das Striche in verschiedenen Farben drucken kann. Die Farben sind bestimmten Impulsratenbereichen des Detektors zugeordnet. Man bezeichnet ein derartiges Szintigramm als *Farb-* oder *Colorszintigramm* bzw. *-scan*.
Viele Scanner weisen zusätzlich zu dem Druckwerk noch ein zweites, optisches Registriersystem auf, das kleine Lichtmarken auf

einen Röntgenfilm aufbelichtet. Nach Entwicklung weist der Röntgenfilm eine mehr oder weniger starke Schwärzung je nach der Detektorimpulsrate an der korrespondierenden Stelle im Untersuchungsgebiet auf. Man bezeichnet dieses Szintigramm als *Photoszintigramm* oder *-scan*.

Die *Zeitdauer* für ein Szintigramm hängt von individuellen Faktoren des Patienten, von der applizierten Aktivität, von den technischen Parametern des Scanners und von der verlangten Bildgüte ab. In der Praxis liegt die Scan-Dauer zwischen 5 und 60 min. Während dieser Zeit dürfen sich die Aktivität in dem untersuchten Gebiet und ihre Verteilung nicht ändern.

Eine wesentliche Verkürzung der Scan-Dauer ist mit *Schnell-Scannern* zu erreichen, die zehn in einer Reihe angeordnete kollimierte Szintillationszähler besitzen und jeweils zehn Bildzeilen simultan aufzeichnen.

3.5.2.2. Szintillationskameras

Es gibt heute vier Grundtypen der Szintillationskamera: die Bildverstärker-Kamera, die Anger-Kamera, das Autofluoroskop und die Funken-Kamera. Allen gemeinsam ist, daß sie das Untersuchungsfeld nicht abtasten, sondern – wie ein Photoapparat – während der Aufnahmedauer das gesamte Gebiet erfassen. Dadurch ergeben sich gegenüber den Scannern kürzere Aufnahmezeiten.

Die *Bildverstärker-* und die *Anger-Kamera* arbeiten analog einem Photoapparat: bei einem Photoapparat wird das Objekt mittels Licht durch eine Optik auf der Mattscheibe oder auf dem Film abgebildet; bei der Bildverstärker- und der Anger-Kamera wird das Objekt mittels Gammastrahlung ebenfalls durch eine „Optik" auf einen großen ($\emptyset$ 20–30 cm) flachen Szintillator abgebildet (Abb. 26). Als „Optik" können jedoch bei der Gammastrahlung keine Linsensysteme verwendet werden, da die Gammastrahlen beim Durchgang nicht wie Licht gebrochen werden. Man benutzt entweder *Lochblenden-Kollimatoren* (analog der einfachen Lochkamera in der Photographie) oder *Parallelloch-Kollimatoren*, das heißt flache Kollimatoren mit einigen tausend parallelen Bohrungen (es gibt auch Kollimatoren mit zum Objekt hin divergierenden Bohrungen, die ein größeres Gesichtsfeld erfassen). Durch den Kollimator wird eine eindeutige Zuordnung von Objekt- und Bildpunkten erreicht. (Es ist unwesentlich, daß beim Lochblenden-Kollimator die Abbildung wie in der Photographie seitenverkehrt, beim Parallelloch-Kollimator seitenrichtig erfolgt.)

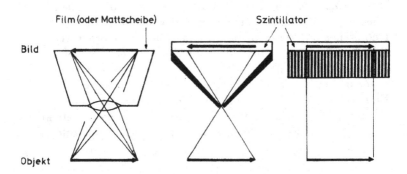

Abb. 26: Abbildungsprinzip in der Photographie (links) und bei der Szintillationskamera mit Lochblenden- (Mitte) und Parallel-loch-Kollimator (rechts).

Die Gammastrahlung wird (zum Teil) im Szintillator absorbiert, wobei Lichtblitze erzeugt werden, so daß jetzt ein Licht-Bild des Objekts entsteht. Dieses ist äußerst intensitätsschwach und muß zur Sichtbarmachung noch verstärkt werden.

Bei der *Bildverstärker-Kamera* verwendet man hierzu – wie in der Röntgendiagnostik – einen Bildverstärker (Abb. 27). Das verstärkte Bild wird mit Hilfe einer Fernsehkamera auf einen Fernsehbildschirm übertragen; es kann auch auf einem Videobandspeicher gespeichert werden. Der Vorteil der Bildverstärker-Kamera liegt in ihrer schnellen Arbeitsweise; es sind Bildfolgen bis zu 30 und mehr Bildern pro Sekunde möglich. Nachteilig sind der begrenzte Energiebereich (25–200 keV), das Fehlen einer Möglichkeit, gestreute Strahlung unwirksam zu machen und der vergleichsweise höhere Aufwand, wenn die Bilder in einer EDV-Anlage verarbeitet werden sollen.

Bei der *Anger-Kamera* sind mit dem Szintillator-Kristall zahlreiche (häufig 19) Sekundärelektronen-Vervielfacher (siehe 1.4.3.) gekoppelt (Abb. 28). Ein bei der Absorption eines Gamma-Quants im Kristall entstehender Lichtblitz beleuchtet in Abhängigkeit vom Entstehungsort die einzelnen Sekundärelektronen-Vervielfacher ganz unterschiedlich: die weiter entfernten erhalten weni-

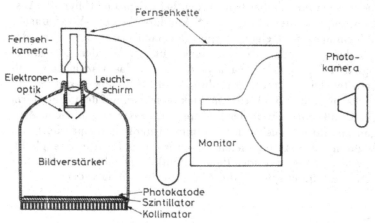

Abb. 27: Prinzip der Bildverstärker-Kamera.

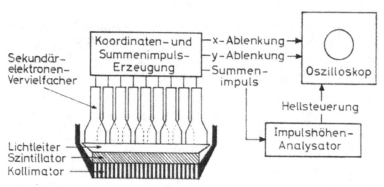

Abb. 28: Prinzip der Anger-Kamera.

ger Licht als die näherliegenden. Die Sekundärelektronen-Vervielfacher geben elektrische Ausgangsimpulse ab, die der empfangenen Lichtmenge proportional sind. Aus der Höhe der Ausgangsimpulse der einzelnen Sekundärelektronen-Vervielfacher werden

59

in einer elektronischen Auswerteeinrichtung die Koordinaten des Entstehungsortes des Lichtblitzes (x- und y-Richtung) ermittelt und als elektrische Spannungen verschlüsselt abgegeben, deren Höhe der Entfernung vom Mittel-(Null-)punkt proportional ist. Diese Spannungen werden an die x- und y-Ablenkung eines Oszilloskops geführt. Außerdem werden bei jedem Lichtblitz alle Ausgangsimpulse der einzelnen Sekundärelektronen-Vervielfacher aufsummiert und einem Impulshöhenanalysator zugeführt, der auf das verwendete Nuklid eingestellt ist. Mit dem Ausgangssignal des Impulshöhenanalysators wird das Oszilloskop hellgetastet. Die gestreute Strahlung wird bei diesem Verfahren unwirksam (siehe 1.5.4.). Im Endeffekt erscheint auf dem Bildschirm des Oszilloskops ein heller Lichtpunkt, dessen Ort mit dem Ausgangspunkt des auslösenden Gamma-Quants korrespondiert.

Während der Aufnahmedauer werden alle Lichtpunkte photographisch (Negativ- oder Polaroidfilm) festgehalten; die Schwärzungsverteilung spiegelt die Aktivitätsverteilung wider.

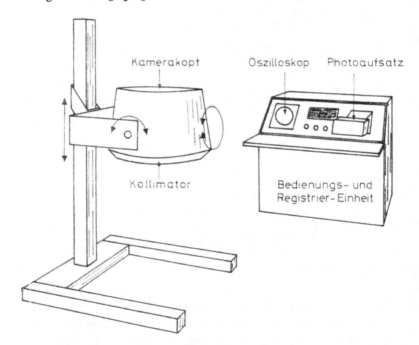

Abb. 29: Szintillationskamera (Anger-Kamera).

Die Anger-Kamera (Abb. 29) ist zur Zeit die verbreitetste Szintillationskamera. Sie kann in einem relativ großen Energiebereich verwendet werden (etwa 100–500 keV), erlaubt eine Ausschaltung der Störungen durch Streustrahlung und einen im Vergleich zur Bildverstärker-Kamera einfachen Anschluß der EDV. Der elektronische Aufwand ist jedoch höher als bei der Bildverstärker-Kamera, und sie kann nicht wie diese mit beliebig hohen Aktivitäten im Untersuchungsobjekt arbeiten.

Das *Autofluoroskop* besitzt statt eines großflächigen Kristalls ein Mosaik aus 294 kleinen, quaderförmigen Szintillationskristallen, die in 21 Zeilen und 14 Spalten angeordnet sind. Davor befindet sich ein Kollimator mit einer Bohrung für jeden Kristall. Die Lichtblitze in den Kristallen werden mit Hilfe von Sekundärelektronen-Vervielfachern registriert und in einem Magnetkernspeicher für jeden Kristall getrennt gespeichert. Die Darstellung des Szintigramms erfolgt digital durch Ausdrucken der Impulszahl für jeden Kristall oder analog durch Helligkeitswerte auf einem Bildschirm; die Helligkeit entspricht der gespeicherten Impulszahl und damit der Aktivität in dem korrespondierenden Bezirk des Objekts.

Das Autofluoroskop besitzt von allen Kameras die größte Empfindlichkeit und den größten nutzbaren Energiebereich (70–1200 keV), jedoch wegen der Beschränkung auf 294 Bildpunkte das niedrigste Auflösungsvermögen.

Bei einer Variante, der *Scan-Kamera*, wird der letztgenannte Nachteil vermieden.

Die *Funken-Kamera* besitzt statt eines Szintillators eine Funkenkammer. Diese besteht im wesentlichen aus zwei parallelen Elektroden: einer Katode (dem Parallelloch-Kollimator zugewendet) und einer Anode aus leitfähig gemachtem Glas oder parallelen Drähten. An die Elektroden wird eine Hochspannung gelegt, die nur knapp unter der Durchschlagsspannung liegt. Gamma-Quanten, die durch die Kollimatorbohrungen hindurch die Funken-Kammer erreichen, können Sekundärelektronen aus der Katode auslösen, die einen Funkendurchschlag an dieser Stelle bewirken. Diese Funken werden von der Anodenseite her photographisch registriert.

Die Funken-Kamera ist die einfachste aller Kameras; sie besitzt jedoch die geringste Empfindlichkeit, ist nur für niedrige Gamma-

Energien (max. 80 keV) verwendbar und arbeitet verhältnismäßig langsam, da die maximal mögliche Funkenfolge auf etwa 100/sec begrenzt ist. Es sind Verbesserungen möglich, die aber auf Kosten der Einfachheit der Kamera gehen.

3.5.3. Detailerkennbarkeit in der Szintigraphie

Die Szintigraphie liefert im Vergleich zur Röntgendiagnostik gröbere Bilder. Die Darstellbarkeit von Feinheiten der abzubildenden Aktivitätsverteilung wird durch zwei Faktoren begrenzt:

– durch die statistische Natur des Kernzerfalls,

– durch das Auflösungsvermögen der Kollimator-Detektor-Anordnung.

Für den Bildaufbau bei der Szintigraphie kann nur eine sehr begrenzte Zahl von Strahlungsquanten wirksam werden; es treten daher statistische Schwankungen der Strich- oder Punktdichte (bzw. der Filmschwärzung) im Szintigramm auf (ein Analogon hierzu ist ein „verrauschtes" Fernsehbild bei zu schwach einfallendem Sender). Durch diese statistischen Schwankungen wird die Detailerkennbarkeit im Szintigramm vermindert, und es können in ungünstigen Fällen auch Inhomogenitäten der Aktivitätsverteilung vorgetäuscht werden. Diese Schwankungen sind (relativ) um so geringer, je größer die Zahl der Strahlungsquanten ist, die zur Bilderzeugung beitragen (siehe 1.6.5.). Ein Maß für diese statistische Bildgüte ist die *Informationsdichte*, die angibt, wie viele Quanten zum Aufbau eines Bildelements von 1 cm² wirksam wurden; die Informationsdichte wird dementsprechend in Imp/cm² angegeben.

Da weder die dem Patienten verabfolgte Aktivität noch die Zeitdauer für die Herstellung eines Szintigramms beliebig erhöht werden können, strebt man eine möglichst hohe *Empfindlichkeit*[1]) der Detektor-Kollimator-Kombination an. Unter Empfindlichkeit versteht man die Impulsrate, die der Detektor abgibt, wenn die Detektor-Kollimator-Kombination über einer ausgedehnten, flächenhaften Strahlungsquelle mit einer Aktivität von 1μCi/cm² steht; die Empfindlichkeit wird daher in Imp. pro min/μCi pro

---

[1]) Die Empfindlichkeit ist eine Kenngröße für die Detektor-Kollimator-Kombination allein, während in die Zählausbeute (siehe 1.6.) noch die Absorption usw. eingehen.

cm² angegeben. Bei Kameras bezeichnet man auch die Impulsrate für eine kleine Strahlenquelle mit einer Aktivität von 1 μCi als Empfindlichkeit; die Angabe erfolgt dann in Imp. pro min/μCi.

Das *Auflösungsvermögen* einer Kollimator-Detektor-Anordnung gibt den minimalen Abstand (in cm) an, den zwei punkt- oder linienförmige Strahlenquellen haben müssen, damit sie sich im Szintigramm voneinander trennen lassen (bei Ausschaltung der statistischen Schwankung). Es gibt auch noch andere Möglichkeiten, das Auflösungsvermögen zu charakterisieren.

Hinsichtlich Empfindlichkeit und Auflösungsvermögen sind entgegengesetzte Forderungen an den Kollimator zu richten: Weite Kollimatorbohrungen ergeben hohe Empfindlichkeit bei geringem Auflösungsvermögen, enge Kollimatorbohrungen geringe Empfindlichkeit bei hohem Auflösungsvermögen (Abb. 30).

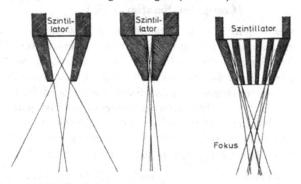

Abb. 30: Kollimatoren für die Szintigraphie. Der fokussierende Vielloch-Kollimator (rechts) vereint hohe Empfindlichkeit mit hohem Auflösungsvermögen.

Es ist daher ein Kompromiß notwendig. Bei Scannern ist die günstigste Lösung die Verwendung von Kollimatoren mit vielen Bohrungen, die alle den gleichen Punkt anvisieren (Abb. 30, rechts). Heute werden bei Scannern nahezu ausschließlich solche *fokussierenden Vielloch-Kollimatoren* verwendet.

Die Zusammenhänge zwischen Detailerkennbarkeit, Empfindlichkeit und Auflösungsvermögen sind sehr kompliziert; es gehen die Kristallabmessungen, die Strahlungsenergie sowie die Lage des abzubildenden Details und die Aktivitätsverteilung im Körper mit ein. Hieraus folgt, daß eine Kollimator-Detektor-Kombination nur jeweils für einen begrenzten Energiebereich der Gammastrahlung und für bestimmte Anwendungen optimale Eigenschaften besitzen kann. Zu jedem Scanner und zu jeder Kamera gehören daher mehrere Kollimatoren, die der jeweiligen Untersuchung entsprechend ausgewählt werden. Für die Detailerkennbarkeit bei der Szintigraphie lassen sich somit keine allgemeinen Angaben machen; ebenso ist die für die Praxis wichtige Frage, welche Mindestgröße ein nicht speichernder Bezirk in einem speichernden Organ besitzen muß, damit er sich szintigraphisch nachweisen läßt, nicht allgemein zu beantworten. Unter den in der Praxis vorkommenden Bedingungen liegt diese Mindestgröße je nach den oben genannten beeinflussenden Faktoren zwischen 1 und 5 cm Durchmesser.

3.5.4. Datenverarbeitung bei der Szintigraphie (Computer-Szintigraphie)

Heute geht man in zunehmendem Maße dazu über, die Szintigramme mit Hilfe von Computern zu verarbeiten. Dazu wird das Szintigramm (beim Scanner das primäre, das heißt noch nicht durch kontrastverstärkende Maßnahmen veränderte) in einen Computer eingespeist. Das Szintigramm wird dabei in eine Matrix von kleinen Bildelementen zerlegt; dabei ist jedem Bildelement die Impulszahl zugeordnet, die der Detektor für den korrespondierenden Bezirk des Objekts abgegeben hat. Der Computer kann dann verschiedene Operationen mit dem Szintigramm vornehmen:

- Korrektur der Empfindlichkeitsunterschiede innerhalb des Untersuchungsfeldes (bei der Anger-Kamera),
- Ausgleich der statistischen Schwankungen,
- Subtraktion des Nulleffekts,
- Prüfung von Impulsratenunterschieden auf statistische Signifikanz,
- Darstellung des Szintigramms mit verschiedenen kontrastverstärkenden Modifikationen,
- farbige Darstellung des Szintigramms auf einem Datensichtgerät (Farbdisplay) mit verschiedenen kontrastverstärkenden Modifikationen,
- Darstellung von Impulsratenprofilen für bestimmte Schnittlinien des Szintigramms,
- quantitative Vergleiche ausgewählter Regionen im Szintigramm („regions of interest").

Die Datenverarbeitung bietet somit die Möglichkeit, den Informationsinhalt der Szintigramme maximal auszuschöpfen.

Die Datenübertragung erfolgt beim Scanner meistens durch Lochstreifen: Während der Scanbewegung werden jeweils für vorgegebene kleine Laufstrecken-Abschnitte (einige mm) die Impulse gezählt und am Ende des Abschnitts das Ergebnis auf Lochstreifen übertragen.

Die Anger-Kamera wird fast stets in direkter Verbindung (on-line-Betrieb) mit einem kleinen Computer betrieben. Dieser weist als Hauptbestandteil einen Magnetkernspeicher (in der Regel mit 4096 Speicherplätzen) auf. Das Bild wird in eine Matrix von 64×64 Bildelementen zerlegt. Während der Aufnahmedauer werden die jedem Bildelement zuzuordnenden Impulse in den entsprechenden Speicherplätzen akkumuliert. Danach können je nach den möglichen Rechenprogrammen die oben genannten Operationen oder ein Teil davon ausgeführt werden. Der Speicherinhalt kann auch auf andere Datenträger (Lochstreifen, Magnetband) übertragen werden.

Für das Autofluoroskop wird ganz ähnlich verfahren. Bei den Bildverstärker- und Funken-Kameras ist die Übertragung der Szintigramme in einen Computer schwierig.

3.6. Sequenz-Szintigraphie

Die einfache Szintigraphie ist eine statische Untersuchung. Häufig interessieren aber nicht nur die räumliche Verteilung einer Aktivität, sondern auch die zeitlichen Veränderungen dieser Verteilung. Die Erfassung dieser Vorgänge ist Aufgabe der Sequenz-Szintigraphie.

Bei der Sequenz-Szintigraphie werden vom gleichen Objekt unter gleichen technischen Bedingungen nacheinander mehrere Szintigramme angefertigt. Hierfür ist der Scanner nur bei sehr langsam ablaufenden Vorgängen geeignet, da die Aufnahmezeiten zu lang sind. In den weitaus meisten Fällen werden Szintillationskameras eingesetzt, die wesentlich kürzere Aufnahmezeiten und damit schnellere Bildfolgen erlauben. Die Bildfolge wird häufig visuell beurteilt, gegebenenfalls nach Aufbereitung der Szintigramme durch einen Computer. Aus den Veränderungen der dargestellten Aktivitätsverteilung von Bild zu Bild lassen sich Rückschlüsse auf funktionelle Abläufe und Störungen derselben ziehen; nicht selten sind auch differentialdiagnostische Aussagen möglich.

Mit Hilfe eines Computers können aber auch die zeitlichen Aktivitätsverläufe in bestimmten Bezirken des Untersuchungsgebiets („regions of Interest") quantitativ ermittelt und dargestellt werden. So läßt sich zum Beispiel als Variante zur Isotopen-Nephrographie (siehe 4.7.1.) nicht nur der zeitliche Aktivitätsverlauf global in der gesamten Niere, sondern getrennt für Nierenparenchym und Nierenhohlräume bestimmen. Wegen dieser Vorzüge gewinnt die Sequenz-Szintigraphie mit Computer-Einsatz („Funktions-Szintigraphie") trotz erheblichen apparativen Aufwands zunehmend an Bedeutung.

4. Nuklearmedizinische Diagnostik

4.1. Schilddrüse

Die Schilddrüse ist das Zentralorgan für den Jodstoffwechsel (Abb. 31). Alle Funktionsstörungen der Schilddrüse gehen mit charakteristischen Veränderungen des Jodstoffwechsels einher. Radiojod kann auf Grund seiner Strahlung leicht auf dem Stoffwechselweg verfolgt werden.

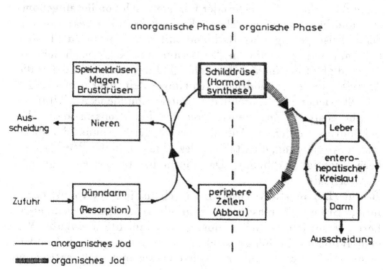

Abb. 31: Jodstoffwechsel (schematisch).

4.1.1. Radiojod-Zweiphasenstudium (Radiojod-Test)

Das Radiojod-Zweiphasenstudium gilt bei Beachtung aller Störfaktoren als zuverlässiges Verfahren zur Beurteilung der Schilddrüsenfunktion und ist trotz aller Fortschritte der in-vitro-Diagnostik (siehe 4.1.2.) von großer Bedeutung.

Prinzip: Es wird bestimmt, mit welcher Geschwindigkeit die Schilddrüse verabreichtes Radiojod aufnimmt (1. Phase) und als Hormonjod wieder abgibt (2. Phase).

Methodik: Der Patient erhält etwa 10 μCi ^{131}J als Natrium-Jodid oral verabfolgt. Nach 2, 6 (auch 4 oder 8), 24 und 48 Stunden wird mit Hilfe eines geeignet kollimierten Szintillationszählers der in der Schilddrüse gespeicherte Prozentsatz der Testdosis gemessen. Nach 48 Stunden erfolgt außerdem eine Blutentnahme zur Bestimmung der relativen Konzentration von hormongebundenem Radiojod im Serum (in Prozent der einverleibten Aktivität pro Liter Serum). Den letzteren Wert bezeichnet man als PB^{131}J-Wert (*proteingebundenes Jod*), da die Schilddrüsenhormone im Serum an bestimmte Proteine gebunden sind.

Beurteilung der Ergebnisse: Das applizierte Radiojod erscheint nach der Resorption im Serum und wird je nach Funktionszustand der Schilddrüse mehr oder weniger rasch von ihr aufgenommen und in Hormone eingebaut. Entsprechend der Sekretion der Schilddrüse gelangt das Radiojod mit den Hormonen (Trijodthyronin und Thyroxin) in das Serum zurück. Je nach der Geschwindigkeit des intrathyreoidalen Jodumsatzes sinkt daher die Aktivität in der Schilddrüse nach einiger Zeit mehr oder weniger schnell wieder ab, während die proteingebundene Aktivität im Serum ansteigt. Zur Beurteilung des Funktionszustandes der Schilddrüse werden die Aufnahmewerte, der Zeitpunkt der maximalen Speicherung, die Steilheit des Abfalls und der PB^{131}J-Wert berücksichtigt (Abb. 32). Die Normalwerte weisen regionale Unterschiede auf.

Beachte: Der Jodstoffwechsel wird durch Jod in jeder Applikationsform, Brom, Thyreostatika, Schilddrüsen- und Nebennierenhormone sowie eine Reihe anderer Medikamente beeinflußt. Vor dem Radiojod-Zweiphasenstudium kann daher je nach Medikament eine Pause von einigen Wochen bis zu einem Jahr notwendig werden.

Zur Sicherung bzw. weiteren Differenzierung der Diagnose können *ergänzende Untersuchungen* durchgeführt werden:

Suppressionstest: Verabreicht man dem Patienten einige Tage lang Schilddrüsenhormon, so wird im Normalfall die Schilddrüse über Hypothalamus und Hypophyse zu einer Drosselung ihrer Funk-

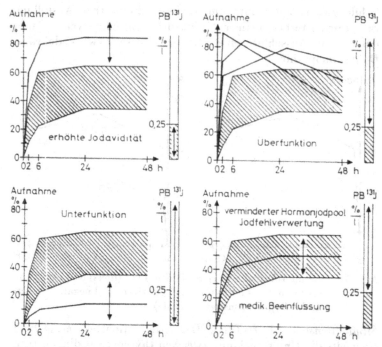

Abb. 32: Ergebnisse des Radiojod-Zweiphasenstudiums bei verschiedenen Funktionszuständen der Schilddrüse. Die Normbereiche der Aufnahmewerte und des PB[131]J-Wertes sind schraffiert. Bei erhöhter Jodavidität – Hyperthyreoid, kompensierte Hyperplasie – tritt eine erhöhte [131]J-Aufnahme bei normalem PB[131]J-Wert auf (oben links). Eine Überfunktion ist durch hohe initiale Aufnahmewerte und erhöhten PB[131]J-Wert gekennzeichnet (oben rechts). Für eine Unterfunktion sind erniedrigte Aufnahmewerte charakteristisch (unten links); der PB[131]J-Wert kann normal oder erhöht sein. Aufnahmewerte im Normbereich bei erhöhtem PB[131]J-Wert (unten rechts) sprechen für einen verminderten Hormonjodpool, für Jodfehlverwertung oder medikamentöse Beeinflussung.

tion veranlaßt. Werden jetzt [131]J-Applikation und Aufnahmemessungen wiederholt, liegen die Aufnahmewerte im Vergleich zur ersten Messung niedriger (Abb. 33). Das ist jedoch nicht der Fall bei Hyperthyreose und endokriner Ophthalmopathie (Regelmechanismus nicht intakt) oder wenn die Schilddrüse bzw. ein

69

Schilddrüsenadenom autonom arbeiten. Ein positiver Ausfall des Suppressionstests mit einem Absinken der Aufnahmewerte erlaubt daher den Ausschluß einer Hyperthyreose bzw. endokrinen Ophthalmopathie.

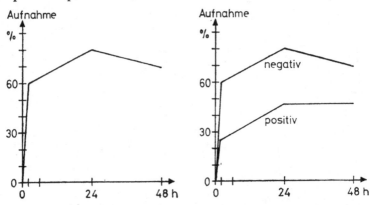

Abb. 33: Radiojod-Aufnahme der Schilddrüse vor (links) und nach Suppression mit Trijodthyronin bei positivem und negativem Ausfall des Suppressionstestes (rechts).

Stimulationstest (TSH-Test): Der Stimulationstest ermöglicht einerseits die Unterscheidung zwischen thyreogen bedingter (primärer) und hypophysär bedingter (sekundärer) Hypothyreose, andererseits die Verifizierung eines autonomen Adenoms (siehe 4.1.3.). Nach dem Radiojod-Zweiphasen-Studium erhält der

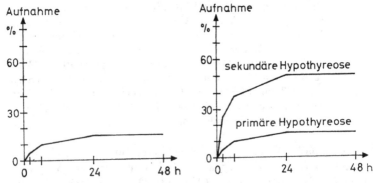

Abb. 34: Radiojod-Aufnahme der Schilddrüse vor (links) und nach Stimulation mit TSH bei primärer und sekundärer Hypothyreose (rechts).

Berichtigung

zu HENNIG/WOLLER, Nuklearmedizin

Seite	Zeile	statt	zu setzen
18	11. v. u.	Mitteilung	Mittelung
94	10. v. u.	Parenchymläsionen	Parenchymläsionen
122	Formel	eff. Halbwertzeit	eff. Halbwertzeit (d)

DR. DIETRICH STEINKOPFF VERLAG · DARMSTADT

III-18-127 360/3/74

Patient einige Tage lang TSH (*Thyreoidea stimulierendes Hormon*), danach werden [131]J-Applikation und Aufnahmemessungen wiederholt (Abb. 34). Bei einem positiven Ausfall des Tests (Speicherwerte höher als bei der ersten Messung) ist die Schilddrüse funktionstüchtig, jedoch fehlt die Stimulierung: sekundäre Hypothyreose. Fällt der Test negativ aus, ist die Schilddrüse insuffizient: primäre Hypothyreose.

Depletionstest: Die Schilddrüse verwendet aufgenommenes Jod im Normalfall sofort zur Hormonsynthese. In der Schilddrüse findet sich daher praktisch kein Jodid; andernfalls liegt eine Jodisationsstörung vor. Zum Nachweis einer solchen Störung erfolgt 1–6 Stunden nach Applikation von [131]J eine Aufnahmemessung mit anschließender Gabe von Kalium- oder Natriumperchlorat; dadurch wird Jodid aus der Schilddrüse verdrängt. 1–2 Stunden später wird eine erneute Aufnahmemessung vorgenommen; eine Verminderung um mehr als 15% spricht für eine Jodisationsstörung (Abb. 35).

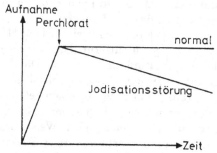

Abb. 35: Depletionstest. Radiojod-Aufnahme der Schilddrüse nach Gabe von Perchlorat bei normaler Jodisation und bei Jodisationsstörung.

4.1.2. in-vitro-Tests zur Bestimmung von Schilddrüsenhormonen im Blutserum

Normalerweise liegt die Hormonkonzentration im Serum bei etwa 10 μg Thyroxin und etwa 0,15 μg Trijodthyronin pro 100 ml. Die Schilddrüsenhormone sind überwiegend an bestimmte Transportproteine gebunden, zum größten Teil an das Schilddrüsenhormonbindende Globulin (TBG), ein kleinerer Teil an Albumin sowie (nur Thyroxin) an das Thyroxin-bindende Präalbumin (TBPA).

Thyroxin wird von den Proteinen stärker gebunden als Trijodthyronin; vom Thyroxin liegt daher ein geringerer Anteil (etwa 0,1%) frei vor, das heißt nicht an Serumproteine gebunden, als vom Trijodthyronin (etwa 1%).

Mit in-vitro-Methoden können die freie Bindungskapazität des Schilddrüsenhormon-bindenden Globulins sowie die Konzentrationen von Thyroxin (= Tetrajodthyronin = T4) und Trijodthyronin (= T3) im Serum bestimmt werden.

4.1.2.1. Bestimmung der freien Bindungskapazität (T3-Test)

Prinzip: Die Hormonbindungskapazität (TBC) des Schilddrüsenhormon-bindenden Globulins (TBG) ist bei Schilddrüsenüberfunktion stark, bei -unterfunktion wenig abgesättigt. Durch Bestimmung der freien Bindungskapazität (siehe 3.4.2.) ist eine Einschätzung des Funktionszustandes möglich.

Methodik: Dem Serum wird in vitro ^{131}J- oder ^{125}J-markiertes Trijodthyronin (= T3) zugesetzt.[1] Bei einer Schilddrüsenüberfunktion wird nur ein kleiner, bei -unterfunktion ein großer Prozentsatz an das TGB angelagert.

Der nicht gebundene Anteil wird mit Hilfe eines Ionenaustauschers aus dem Serum entfernt. Die Serum-Aktivität ist jetzt ein Maß für die freie Bindungskapazität. Da die Bestimmung von Absolutwerten wegen der erforderlichen Eichung Schwierigkeiten bereitet, beschränkt man sich auf einen relativen Wert, den TBC-Index. Dieser ergibt sich, indem man die Serum-Aktivität durch die Aktivität eines in gleicher Weise behandelten Kontrollserums (= Serum mit konstanter freier Bindungskapazität entsprechend normaler Schilddrüsenfunktion) dividiert.

Interpretation:

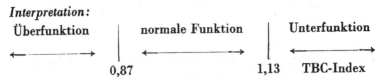

Überfunktion	normale Funktion	Unterfunktion
←————————→	←————————→	←————————→
	0,87 1,13	TBC-Index

Beachte: In der Schwangerschaft, bei einigen Erkrankungen sowie durch Ovulationshemmer und eine Reihe anderer Medikamente kann sich die Hormonbindungskapazität ändern, was zu Fehlinterpretationen führen kann.

[1] Man verwendet T3, da es nicht an TBPA und bei Verwendung geeigneter Pufferlösungen auch praktisch nicht an Albumin gebunden wird.

4.1.2.2. Bestimmung des Gesamt-Thyroxins (T4-Test)

Prinzip: Kompetitive Proteinbindungsanalyse (siehe 3.4.1):
Setzt man einer Lösung mit überwiegend an TBG gebundenem,
radioaktiv markiertem T4 inaktives T4 zu, so wird radioaktives
T4 nach Maßgabe des zugefügten inaktiven T4 freigesetzt.

Methodik: Aus dem zu messenden Serum wird Thyroxin mit
Äthanol extrahiert und in ein Probengläschen gegeben, das an
TBG gebundenes ^{125}J-T4 enthält. Die Aktivität wird vor (A_1)
und nach (A_2) dem Entfernen (Ionenaustauscher) des nicht an
TBG gebundenen T4 gemessen. Der Quotient $A_1 : A_2$ ist der ge-
suchten Thyroxinmenge proportional; die Eichung erfolgt durch
Standardlösungen mit bekanntem Thyroxingehalt.

Interpretation:

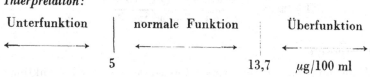

Unterfunktion	normale Funktion	Überfunktion
	5	13,7 μg/100 ml

Beachte: Schwangerschaft, einige Krankheiten und Medikamente
(zum Beispiel Schilddrüsen-, Sexualhormone, Sulfonamide) können den T4-Gehalt im Serum verändern und zu Fehlinterpretationen führen.

4.1.2.3. Bestimmung des freien Thyroxins (FT4-Index, ETR)

Für die Hormonwirkung ist das ungebundene oder „freie" Thyroxin verantwortlich; die Kenntnis des freien Thyroxins im Serum
ist daher diagnostisch besonders bedeutungsvoll. Die direkte Bestimmung des freien Thyroxins ist äußerst aufwendig. Man be-
dient sich daher indirekter Methoden, die darauf beruhen, daß
das freie Thyroxin proportional dem Quotienten aus gebundenem
Thyroxin und der freien Bindungskapazität ist, wie sich aus dem
Massenwirkungsgesetz (siehe 3.4.1.) leicht ableiten läßt. Unter der
Annahme, daß der Anteil des freien Thyroxins am Gesamt-Thyroxin sehr gering ist, kann man näherungsweise das gebundene
gleich dem Gesamtthyroxin setzen und erhält:

$$\text{freies Thyroxin} \sim \frac{\text{Gesamtthyroxin}}{\text{freie Bindungskapazität}}$$

Der Gehalt an freiem Thyroxin wird durch die beim T3- und T4-Test genannten Störfaktoren nicht beeinflußt (durch die Quotientenbildung heben sich die Veränderungen der Hormonbindungskapazität und des Gesamt-Thyroxins auf); eine Ausnahme bilden Schilddrüsenhormone.

Index für freies Thyroxin (FT4-Index)

Aus den Ergebnissen des T3- und T4-Testes sind die freie Bindungskapazität (als Relativwert) und das Gesamt-Thyroxin bekannt. Durch Quotientenbildung erhält man einen „Index für freies Thyroxin" (FT4-Index), der mit dem Gehalt an freiem Thyroxin korreliert:

$$\text{FT4-Index} = \frac{\text{Gesamt-T4 } (\mu g/100 \text{ ml})}{\text{freie Bindungskapazität}}$$

Interpretation:

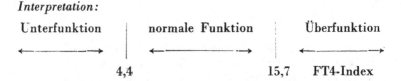

| Unterfunktion | normale Funktion | Überfunktion |

4,4 15,7 FT4-Index

Effektiver Thyroxin-Quotient (ETR = Effective Thyroxine Ratio)

Die Bestimmung des „effektiven Thyroxin-Quotienten" ist eine methodische Variante, die sich durch größere Einfachheit und Zuverlässigkeit auszeichnet.

Das mit Alkohol aus dem Patientenserum extrahierte Thyroxin wird in ein Testgläschen gegeben, das radioaktives T4 enthält. Das radioaktive T4 wird dabei mit inaktivem T4 „verdünnt"; die sich einstellende spezifische Aktivität ist um so niedriger, je größer die zugesetzte T4-Menge ist. In diese Lösung gibt man eine kleine Menge Patientenserum; T4 wird von den freien Bindungsstellen (wie beim T3-Test) gebunden. Das nicht gebundene T4 wird wie beim T3-Test entfernt. Die gebundene Aktivität ist proportional der freien Bindungskapazität und der spezifischen Aktivität und damit umgekehrt proportional dem freien Thyroxin im Patientenserum.

Ein Standardserum wird in gleicher Weise behandelt; durch Quotientenbildung erhält man den auf das Standardserum bezogenen Gehalt an freiem Thyroxin des Patientenserums, den „effektiven Thyroxin-Quotienten" (ETR):

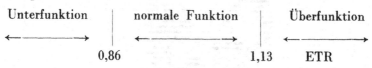

$$\frac{\text{gebundene Aktivität (Standardserum)}}{\text{gebundene Aktivität (Patientenserum)}} = \text{ETR} = \frac{\text{freies Thyroxin (Patientenserum)}}{\text{freies Thyroxin (Standardserum)}}$$

Interpretation:

Unterfunktion	normale Funktion	Überfunktion
←——————→	←——————→	←——————→
0,86	1,13	ETR

4.1.2.4. Bestimmung des Gesamt-Trijodthyronins

Trijodthyronin wird schneller umgesetzt und ist biologisch wirksamer als Thyroxin. Trijodthyronin trägt daher trotz wesentlich niedrigerer Konzentration im Serum etwa gleich viel zur biologischen Hormonwirkung bei wie Thyroxin.

Die Bestimmung kann mit Hilfe der kompetitiven Proteinbindungsanalyse (siehe 3.4.1.) ähnlich wie beim T4-Test erfolgen. Dabei ist jedoch eine Extraktion des Hormons aus dem Serum und eine sorgfältige Isolierung des Trijodthyronin (Säulen-Chromatographie) erforderlich; miterfaßtes T4 führt wegen seiner stärkeren Bindung an die Serumproteine zu groben Meßfehlern.

Vorteilhafter ist die T3-Bestimmung mit der Radioimmunanalyse (siehe 3.4.1.), nachdem es gelungen ist, hochspezifische T3-Antiseren zu erzeugen. Die Messung ist direkt im Serum möglich.

Die T3-Konzentration beträgt normalerweise 80–170 ng/100 ml (die Angaben in der Literatur differieren); sie ist bei Hypothyreose erniedrigt und bei Hyperthyreose erhöht.

4.1.3. Szintigraphie

Prinzip: Jodid und andere einwertige Anionen, wie zum Beispiel auch Pertechnetat, werden von der Schilddrüse aufgenommen.
Methodik: Orale Applikation von 10–50 μCi ^{131}J-Natrium-Jodid bzw. i. v. Injektion von 1–2 mCi ^{99m}Tc-Pertechnetat. Scanbeginn nach 24–48 Stunden (^{131}J) bzw. 10–60 Minuten (^{99m}Tc).

Auswertung: Die Schilddrüsenszintigraphie dient dem Nachweis von Lage, Größe, Form und Funktionszustand des Schilddrüsengewebes. Es lassen sich retrosternale, intrathorakale und Zungengrundstrumen sowie andere Dystopien nachweisen und Schilddrüsenbezirke feststellen, deren Speicherfähigkeit von der der übrigen Schilddrüse abweicht (Abb. 36).

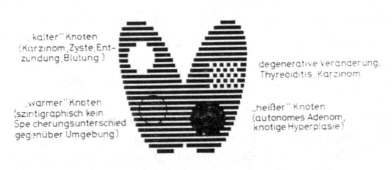

Abb. 36: Schilddrüsenszintigramm (schematisch).

Hinter einem „heißen" Knoten verbirgt sich in der Regel ein autonomes Adenom. Die Sicherung der Diagnose erfolgt durch Nachweis der Autonomie:
Man wiederholt das Szintigramm nach Suppression durch T3. Durch die Suppression stellt das normale Schilddrüsengewebe seine Funktion ein, und nur das autonome Adenom kommt zur Darstellung.
Die Hormonausschüttung des autonomen Adenoms kann jedoch auch so hoch sein, daß die TSH-Produktion gestoppt und damit die übrige Schilddrüse ruhiggestellt wird (im Szintigramm nur Darstellung eines heißen Knotens). Dann stellt sich im Wiederholungsszintigramm nach TSH-Stimulierung die vollständige Schilddrüse dar.
Der szintigraphische Nachweis von Metastasen einer malignen Struma gelingt nur in einem Teil der Fälle (abhängig vom Differenzierungsgrad des neoplastischen Gewebes) und oft erst nach völliger Ausschaltung der Halsschilddrüse durch Operation oder Radioresektion (siehe 5.1.).

4.2. Herz und Kreislauf

4.2.1. Radiokardiographie mit einmaliger Registrierung

Herzminutenvolumen

Prinzip: Es wird die Passage einer radioaktiven Indikatorsubstanz durch das Herz mittels externer Messung verfolgt. Aus dem registrierten Aktivitätsverlauf im Herzen läßt sich das Herzminutenvolumen berechnen.

Methodik: Es erfolgt eine Injektion von ^{131}J- oder besser ^{99m}Tc-Humanserumalbumin bzw. ^{113m}In-Transferrin mit genau bestimmter Aktivität in eine Kubitalvene. Mit Hilfe eines über dem Herzen aufgesetzten kollimierten Szintillationszählers und einer nachgeschalteten schnellen Registriereinrichtung (Oszilloskop mit Kamera, Magnetband- oder Magnetkernspeicher) wird der zeitliche Verlauf der über dem Herzen zu messenden Impulsrate erfaßt. Die Messung erstreckt sich über etwa 100 sec.

Der radioaktive Indikator verteilt sich im Laufe einiger Minuten gleichmäßig im Blut. Man entnimmt etwa 15 min p. i. eine Blutprobe und bestimmt die Aktivität pro ml; außerdem erfolgt eine erneute Messung der Impulsrate über dem Herzen.

Auswertung: Aus den letzten beiden Messungen erhält man einen

$$\text{Eichfaktor} = \frac{\text{Aktivität pro ml Blut}}{\text{Impulsrate über dem Herzen}}$$

Der Eichfaktor wird benötigt, um die über dem Herzen registrierten Impulsraten in Aktivitätskonzentrationen umzurechnen.

Die über dem Herzen registrierte Impulsrate ergibt eine mehrgipflige Kurve (Abb. 37). Der erste Gipfel repräsentiert den Indikatordurchgang durch das rechte, der zweite den durch das linke Herz. Danach setzt die Rezirkulation ein, die allmählich zu einer gleichmäßigen Vermischung des Indikators mit dem gesamten Blut führt. Man muß daher das Ende des dem linken Herzen zugeordneten Kurventeils extrapolieren (in Abb. 37 gestrichelt). Danach wird das Zeitintegral der Herzkurve (= Flächeninhalt unter der Herzkurve, in Abb. 37 schraffiert) ermittelt. Daraus ergibt sich das

Herzminutenvolumen =

$$\frac{\text{applizierte Aktivität}}{\text{Eichfaktor} \times \text{Zeitintegral der Herzkurve}}$$

Dieser Ausdruck entspricht der Stewart-Hamilton-Formel, die seit Jahrzehnten bei der blutigen Bestimmung des Herzminutenvolumens mit nicht radioaktiven Indikatoren verwendet wird.

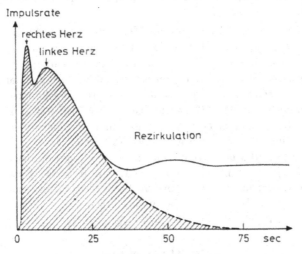

Abb. 37: Zeitlicher Verlauf der über dem Herzen registrierten Impulsrate nach i. v. Injektion eines Radioindikators. Schraffiert: Zeitintegral der Herzkurve.

Schlagvolumen

Aus dem Herzminutenvolumen und der Herzfrequenz läßt sich das Schlagvolumen bestimmen:

$$\text{Schlagvolumen} = \frac{\text{Herzminutenvolumen}}{\text{Herzfrequenz}}$$

Füllungs- und Restvolumina

Prinzip: Mit Hilfe eines in die rechte Kammer eingebrachten radioaktiven Indikators wird durch externe Messung ermittelt, welcher Teil des Kammervolumens bei jedem Herzschlag ausgeworfen wird.

Methodik: Zwei Varianten:

a) Injektion durch Herzkatheter: Bei diesem Verfahren muß der radioaktive Indikator während eines Herzschlags möglichst vollständig in die Kammer einströmen; es ist daher eine Schnellinjektion mittels Katheter vor oder in den rechten Vorhof erforderlich. Die Aktivitätsabnahme in der rechten Kammer wird durch Messung von außen verfolgt. Störungen auf Grund der Indikatorpassage durch das linke Herz und durch die Rezirkulation lassen sich durch Verwendung von radioaktiven Partikeln vermeiden, die in den Lungenkapillaren steckenbleiben (wie sie für die Perfusions-Lungenszintigraphie benutzt werden, siehe 4.3.2.).

Die Aktivität im rechten Herzen wird bei jedem Herzschlag um den ausgeworfenen Anteil vermindert. Dieser ist gleich der Entleerungsrate. So erhält man folgende Parameter:

$$\textbf{Enddiastolisches Volumen} = \textbf{Füllungsvolumen} = \frac{\textbf{Schlagvolumen}}{\textbf{Entleerungsrate}}$$

Endsystolisches Volumen = Restvolumen =

$$\textbf{Enddiastolisches Volumen} - \textbf{Schlagvolumen}$$

b) Injektion in eine Kubitalvene unter Verwendung mehrerer Meßsonden: Bei diesem Verfahren kann die Katheterinjektion umgangen werden. Der injizierte Aktivitäts-„Pfropf" wird auf dem Wege zum rechten Vorhof bereits verformt. Da diese Verformung für die Berechnungen bekannt sein muß, wird der zeitliche Verlauf der Aktivitätskonzentration des in den rechten Vorhof einströmenden Blutes durch externe Messung bestimmt. Durch weitere Szintillationszähler, die so kollimiert und über dem Herzen angeordnet sind (Röntgenkontrolle!), daß sie nur einzelne Herzbinnenräume erfassen, lassen sich die zeitlichen Verläufe der Aktivitätskonzentration getrennt für den rechten Vorhof, für die rechte und linke Kammer gewinnen (der linke Vorhof ist einer externen Messung praktisch nicht zugänglich). Aus den registrierten Kurven lassen sich die Kammer-Restvolumina und einige andere hämodynamische Parameter bestimmen sowie angeborene Herzfehler (Ductus Botalli, Vorhofseptumdefekt, Ventrikelseptumdefekt) diagnostizieren. Die komplizierten Berechnungen erfordern den Einsatz eines Computers.

Eine Modifikation dieses Verfahrens basiert auf der Verwendung einer Szintillationskamera statt mehrerer Szintillationszähler. Die Szintillationskamera wird auf die Herzregion eingestellt. Nach i. v. Injektion des radioaktiven Indikators werden in schneller Folge Szintigramme der sich ändernden räumlichen Aktivitätsverteilung aufgenommen und auf Magnetband gespeichert (Sequenzszintigraphie). Danach werden an Hand der Szintigramme Meßfelder elektronisch ausgeblendet, die sehr genau die gewünschten Gefäße bzw. Herzbinnenräume erfassen. Mit Hilfe eines Computers lassen sich aus den gespeicherten Szintigrammen die zeitlichen Aktivitätsverläufe für die einzelnen Meßfelder ermitteln.

4.2.2. Radiokardiographie mit fortlaufender Registrierung

Prinzip: Befindet sich im Blut gleichmäßig verteilt ein radioaktiver Indikator, so sind die über dem Herzen während einer Herzaktion zu messenden Aktivitätsänderungen repräsentativ für die Änderungen der Blutfüllung.

Methodik: Man injiziert ^{51}Cr-markierte Erythrozyten. Über dem Herzen wird ein Szintillationszähler aufgesetzt, der das gesamte Herz erfaßt. Die zu registrierenden Impulsraten sind hierbei relativ niedrig und die statistischen Schwankungen entsprechend

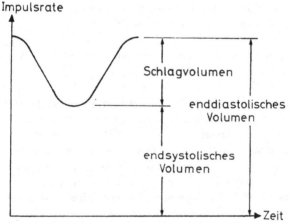

Abb. 38: Über dem Herzen gemessener Impulsratenverlauf bei gleichmäßig im Blut verteiltem Radioindikator; Mittelung über viele
Herzaktionen.

hoch. Es werden daher die Impulsratenverläufe von 100–200 Herzaktionen in einem Magnetkernspeicher übereinander addiert. Mit Hilfe einer Steuerung durch das EKG wird gewährleistet, daß diese Addition phasengerecht erfolgt. Durch diese Mittelung erhält man geglättete Kurven.

Auswertung: Aus den Kurven lassen sich Relativwerte für das Schlagvolumen, das enddiastolische Volumen und das endsystolische Volumen sowie weitere Parameter (zum Beispiel Kontraktionsgeschwindigkeit) bestimmen.

Durch Wiederholungsuntersuchungen (ohne erneute Radionuklid-Inkorporation!) können direkte Aussagen über die Veränderungen der genannten Größen unter körperlicher oder pharmakologischer Belastung gemacht werden.

Sind für bestimmte Fragestellungen die Relativwerte nicht ausreichend, so ist vorher das Schlagvolumen als Bezugswert zu ermitteln.

4.2.3. Szintigraphie

Prinzip: Blutpooldarstellung nach Injektion eines Indikators, der die Blutbahn während des Untersuchungszeitraumes nicht verläßt.

Methodik: siehe Plazenta-Szintigraphie (4.8.).

Auswertung: Die Beurteilung erfolgt gemeinsam mit dem Röntgenbild. Bei röntgenologisch nicht weiter differenzierbaren Mediastinaltumoren, ungewöhnlichen Herzkonfigurationen und Verschattungen im Bereich der Aorta gewährt das Szintigramm Aufschluß darüber, ob es sich um stark bluthaltige Gebilde handelt, die mit dem Gefäßsystem kommunizieren.

4.3. Lunge

Aufgabe der Lunge ist die Arterialisierung des Blutes, das heißt die Aufnahme von Sauerstoff in das Blut und die Abgabe von Kohlendioxid aus dem Blut. Hierfür müssen drei Voraussetzungen erfüllt sein:

a) die Belüftung der Alveolen (Ventilation),
b) die Durchblutung des Kapillarnetzes um die Alveolen (Perfusion),
c) der Gasaustausch zwischen der Alveolarluft und dem Blut im Kapillarnetz (Diffusion).

Mit nuklearmedizinischen Methoden lassen sich die Ventilation und Perfusion direkt, die Diffusion nur indirekt erfassen.

4.3.1. Gasmethoden

Es ergeben sich methodische Unterschiede, je nachdem, ob leicht oder schwer lösliche Gase verwendet werden. Zu den leicht löslichen Gasen gehören O_2 und CO_2. Zu ihrer Markierung kommen die Nuklide ^{15}O bzw. ^{11}C in Frage. Wegen der kurzen Halbwertzeit dieser Nuklide (2,5 bzw. 20,3 min) muß die Herstellung am Anwendungsort erfolgen. Das ist nur in wenigen nuklearmedizinischen Instituten möglich.

Von den schwer löslichen Gasen hat ^{133}Xe die größte Verbreitung erlangt, da es relativ günstige strahlenphysikalische Eigenschaften besitzt.

4.3.1.1. Untersuchung der Ventilation mit Radioxenon

Prinzip: Die Verteilung von eingeatmetem ^{133}Xe wird bestimmt.

Methodik: Man benötigt ein Spirometer mit geschlossenem Kreislauf. Der Luft im Spirometer wird ^{133}Xe zugesetzt. Der Patient nimmt einen einzigen tiefen Atemzug aus dem Spirometer (^{133}Xe-Luft-Gemisch) und hält dann für einige Sekunden die Luft an. In dieser Zeit wird die Verteilung von ^{133}Xe in der Lunge gemessen, entweder mit mehreren kollimierten Szintillationszählern oder mit Hilfe der Szintillationskamera. Man erhält die regionale Verteilung der Einatmungsluft. Anschließend atmet der Patient so lange das ^{133}Xe-Luft-Gemisch, bis die ^{133}Xe-Konzentrationen der Luft in der Lunge und im Spirometer gleich sind. Die ^{133}Xe-Verteilung in der Lunge wird wiederum gemessen; sie entspricht der Verteilung der Luft in der Lunge.

Auswertung: Durch Quotientenbildung – Impulsrate nach einmaliger Einatmung durch Impulsrate nach Gleichgewichtsverteilung – für jeden gemessenen Einzelabschnitt der Lunge erhält man die Verteilung der Ventilation; das heißt, dieser Quotient ist in mangelhaft belüfteten Lungenregionen kleiner als in normal belüfteten. Durch kompliziertere Berechnungen unter Einbeziehung atemmechanischer Größen (Totraumvolumina) kann die Ventilation auf die Lungen-Volumeneinheit bezogen und unabhängig von den Untersuchungsbedingungen gemacht werden.

Varianten sind die alleinige oder zusätzliche Aufnahme von „Einwasch-" oder „Auswasch"kurven, deren Auswertung allerdings schwierig ist.

^{133}Xe-*Einwaschkurven* (Abb. 39): Der Patient atmet aus dem Spirometer ein ^{133}Xe-Luft-Gemisch („Einwaschen") von ^{133}Xe in die Lunge). Es wird für jeden einzelnen Teilabschnitt der Lunge die Zeit bestimmt, zu der 90 % derjenigen ^{133}Xe-Konzentration erreicht sind, die nach Gleichgewichtseinstellung in der Lunge herrscht. Diese Zeit wird mit einer „Normalzeit" verglichen, die sich für den Patienten bei ungestörter Ventilation ergäbe und die aus atemmechanischen Größen berechnet werden kann.

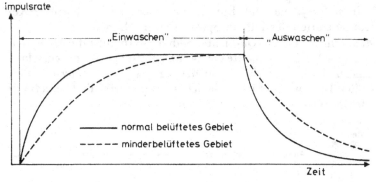

Abb. 39: „Einwaschen" von ^{133}Xe in die Lunge nach Anschluß des Patienten an ein Spirometer mit ^{133}Xe-haltiger Luft; „Auswaschen" von ^{133}Xe nach Abtrennung vom Spirometer.

^{133}Xe-*Auswaschkurve* (Abb. 39): Der Patient atmet aus dem Spirometer ein ^{133}Xe-Luft-Gemisch, bis Gleichgewichtskonzentration erreicht ist. Dann wird der Patient vom Spirometer getrennt. Es wird für jeden einzelnen Teilabschnitt der Lunge die Zeit bestimmt, in der die Hälfte der ^{133}Xe-Aktivität „ausgewaschen" ist (Halbwertzeit). Diese Zeit wird mit der individuellen „Normalzeit" für die Auswasch-Halbwertzeit verglichen, die sich ebenfalls aus den atemmechanischen Werten des Patienten berechnen läßt.

4.3.1.2. Untersuchung der Perfusion mit Radioxenon

Prinzip: Intravenös injiziertes ^{133}Xe tritt bei der Lungenpassage praktisch vollständig in die Alveolarluft über (normale Diffusion vorausgesetzt). Die Verteilung von ^{133}Xe in der Lunge entspricht damit, solange sie durch die Atmung nicht verändert wird, der Verteilung der Durchblutung (Abb. 40).

Methodik: Der Patient muß nach i. v. Injektion von 1 mCi ^{133}Xe den Atem anhalten. Die sich einstellende Verteilung von ^{133}Xe in der Lunge wird durch mehrere Szintillationszähler über verschiedenen Lungenabschnitten oder mit Hilfe der Szintillationskamera bestimmt. Die Meßergebnisse werden durch die regional verschiedenen Absorptions- und Geometrieverhältnisse (unterschiedlicher Abstand des erfaßten Lungenvolumens vom Detektor) sowie durch die Größe des erfaßten Lungenvolumens beeinflußt. Um die Ergebnisse davon unabhängig zu machen, erfolgt eine zweite Messung nach Weiteratmung aus einem geschlossenen Spirometersystem und Einstellung einer gleichmäßigen ^{133}Xe-Konzentration der Luft in Spirometer und Lunge.

Auswertung: Durch Quotientenbildung – Impulsrate der ersten Messung durch Impulsrate der zweiten Messung – für die einzelnen Lungenabschnitte erhält man die regionale Verteilung der Perfusion. Der Quotient ist in Gebieten mit gestörter Perfusion (und/oder gestörter Diffusion) erniedrigt.

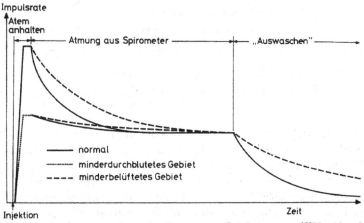

Abb. 40: Perfusionsprüfung der Lunge mit Injektion von ^{133}Xe; durch anschließende Kontrolle des „Auswaschens" kann zusätzlich die Ventilation geprüft werden.

Zusatzuntersuchung: Es besteht die Möglichkeit, nach der Gleichgewichtseinstellung von ^{133}Xe in Lunge und Spirometer noch eine Auswaschkurve (siehe 4.3.1.1.) aufzunehmen und damit die Verteilung der Ventilation zu ermitteln (Abb. 40).

4.3.2. Partikelmethoden

Die Verwendung von radioaktiven Partikeln hat gegenüber den Gasmethoden den Vorteil, daß die Partikel einige Zeit in der Lunge fixiert bleiben und somit eine Abbildung der Aktivitätsverteilung auch mit dem Scanner möglich ist.

Ventilations-Lungenszintigraphie

Prinzip: Werden radioaktive Aerosole inhaliert, so dringen sie je nach Partikelgröße mehr oder weniger weit auf den Atemwegen vor. Dabei werden sie zum Teil niedergeschlagen, zum Teil werden sie wieder abgeatmet. Die Verteilung des niedergeschlagenen Aerosols wird szintigraphisch abgebildet.

Methodik: Der Patient inhaliert durch ein Schlauchsystem ^{99m}Tc-Humanserumalbumin-Aerosol, das durch Düsenzerstäuber oder Ultraschallvernebler erzeugt wird. Es werden etwa 1000 μCi eingesetzt. Nach Beendigung der Inhalation erfolgt die Szintigraphie.

Auswertung: Das Niederschlagen der Aerosol-Partikel hängt außer von der Ventilation auch von anderen Faktoren ab (zum Beispiel Turbulenz der Strömung, Verteilung der Partikelgrößen). Es besteht daher kein eindeutiger Zusammenhang zwischen der in einem Lungenabschnitt retinierten Aerosol-Aktivität und der Ventilation dieses Gebiets. Die Ventilations-Lungenszintigraphie wird eingesetzt, um regionale Obstruktionen aufzudecken.

Perfusions-Lungenszintigraphie

Prinzip: Partikel von über 10 μm $\varnothing$ bleiben nach i. v. Injektion in den Kapillaren bzw. Präkapillaren der Lunge stecken; ihre Verteilung spiegelt die aktuelle Verteilung der Durchblutung wider. Da hierbei weniger als ein Promille der Kapillaren und auch diese nur vorübergehend verstopft werden, wird der Patient durch diese Untersuchung praktisch nicht belastet.

Methodik: 200–300 μCi ^{131}J-, 500–1000 μCi ^{99m}Tc- bzw. ^{113m}In-Albumin-Partikel von 10–50 μm $\varnothing$ (Makroaggregate, durch Wärmebehandlung von Albumin erzeugt) oder ^{113m}In-Eisenhydroxid werden i. v. injiziert. Die Verteilung der Partikel in der Lunge wird szintigraphisch abgebildet. Mit der Szintigraphie kann unmittelbar nach der Injektion begonnen werden.

Auswertung: Das Perfusions-Lungenszintigramm gewährt Aufschluß über die Lungendurchblutung zum Zeitpunkt der Injektion. Regionale Speicherungsstörungen im Szintigramm zeigen eine Beeinträchtigung der Durchblutung in diesem Gebiet an (Abb. 41); direkte Aussagen über Ort und Ursache der hämodynamischen Widerstandserhöhung sind nicht möglich.

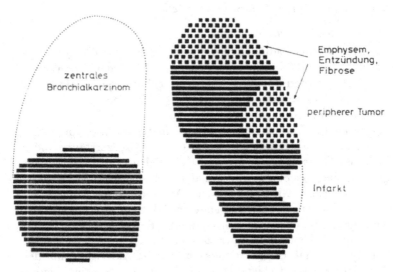

Abb. 41: Perfusions-Lungenszintigramm (schematisch).

Anmerkung: Ein Vergleich der Perfusionsprüfung mit ^{133}Xe (diffusionsabhängig, siehe 4.3.1.2.) und mit Partikeln (unabhängig von der Diffusion) erlaubt Rückschlüsse auf Diffusionsstörungen.

Indikationen: Verdacht auf Lungenembolie, Verdacht auf zentrales Bronchialkarzinom bei negativem Röntgenbild, zur präoperativen Beurteilung der regionalen Perfusion, vor jeder Lungenangiographie, an Stelle der Bronchospirometrie zur seitengetrennten Beurteilung des pulmonalen Funktionszustandes.

4.4. Leber

Für die nuklearmedizinische Leberdiagnostik sind die drei morphologischen Systeme von Bedeutung:

– das Gefäßsystem,

- die polygonalen Leberzellen mit ihren vielfältigen biochemischen Leistungen,

- die Kupfferschen Sternzellen als Bestandteil des retikuloendothelialen Systems (RES).

4.4.1. Funktionsprüfung mit radioaktiven Kolloiden

Prinzip: Kolloide mit Teilchengrößen von 0,01–1 μm werden vom RES aktiv phagozytiert, vorwiegend (zu 80–90 %) in der Leber. Zur Funktionsprüfung bestimmt man die Geschwindigkeit, mit der diese Kolloide aus dem Blut eliminiert werden.

Methodik: Es werden etwa 20 μCi ^{198}Au-Kolloid mit einer Teilchengröße um 0,01 μm i. v. injiziert. Durch Entnahme und Messung mehrerer Blutproben wird die Elimination von ^{198}Au aus dem Blut und/oder durch externe Messung die Aufnahme in die Leber bestimmt.

Auswertung: Kolloide der genannten Größe werden bei der Leberpassage nahezu vollständig (Extraktion etwa 90 %) vom RES der Leber festgehalten. Die Geschwindigkeit, mit der diese Kolloide aus dem Blut eliminiert werden, hängt daher wesentlich von der Leberdurchblutung ab; sie wird jedoch – insbesondere bei pathologischen Veränderungen – von anderen Faktoren mitbestimmt (Extraktionsfähigkeit der Leber, Funktionsfähigkeit des extrahepatischen RES, Partikelart und -größe). Die wirkliche Größe der Leberdurchblutung kann daher mit dieser Methode nicht bestimmt werden; dazu sind eingreifendere Verfahren (zum Beispiel Einbringen von ^{133}Xe in die Leber durch direkte Punktion bzw. über Katheter) erforderlich. Für die klinische Praxis jedoch hat die Bestimmung der Eliminationsgeschwindigkeit ihre Bedeutung zur Abschätzung der Leberdurchblutung und für Verlaufskontrollen.

Als Maß für die Eliminationsgeschwindigkeit zieht man die Zeit heran, in der die Blutaktivität nach i. v. Injektion der markierten Kolloide auf die Hälfte abgesunken ist (Halbwertzeit $T^{1}/_{2}$). Die Halbwertzeit kann aus dem zeitlichen Verlauf der ^{198}Au-Aktivität im Blut bestimmt werden (Abb. 42). In der Kurve für die Leberaufnahme ist die Halbwertzeit die Zeit, in der die Leberkurve die Hälfte des Endwertes (Plateau) erreicht hat.

Die Halbwertzeit beträgt normalerweise 2,3–3,1 min. Bei Leberzirrhose und chronischer Hepatitis ist die Halbwertzeit verlängert; eine verkürzte Halbwertzeit weist auf eine erhöhte Kolloid-Aufnahme durch das gesamte RES (zum Beispiel bei Lymphogranulomatose) hin.

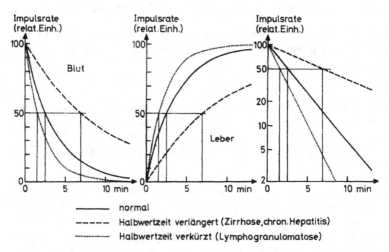

————— normal
- - - - - Halbwertzeit verlängert (Zirrhose, chron. Hepatitis)
·············· Halbwertzeit verkürzt (Lymphogranulomatose)

Abb. 42: Leberfunktionsprüfung mit radioaktiven Kolloiden. Links: Verlauf der Blutaktivität (Anfangswert gleich 100 gesetzt); Mitte: Verlauf der über der Leber gemessenen Impulsrate (Plateau gleich 100 gesetzt); rechts: in einfach-logarithmischem Maßstab ergeben sich geradlinige Verläufe für die Blutaktivität; die gleichen Geraden in einfach-logarithmischem Maßstab erhält man beim Auftragen der Differenz der Leberkurve zur Plateauhöhe.

4.4.2. Funktionsprüfung mit radioaktiven Farbstoffen

Prinzip: Farbstoffe werden aus dem Blut in den Leberparenchymzellen konzentriert und mit der Galle in den Dünndarm ausgeschieden. Zur Funktionsprüfung bestimmt man die Geschwindigkeit, mit der diese Farbstoffe die Leber passieren.
Methodik: Es werden 20–30 μCi [131]J-Bengalrosa oder [131]J-Bromsulphalein i. v. injiziert. Die Messungen erfolgen wie bei der Funktionsprüfung mit Kolloiden.

Auswertung: Die Elimination der Farbstoffe aus dem Blut erfolgt langsamer als die der Kolloide. Die Leberkurve fällt nach Erreichen eines Maximums in dem Maße wieder ab, in dem der markierte Farbstoff die Leber mit der Galle verläßt (Abb. 43).

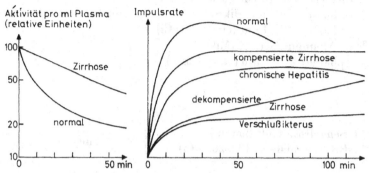

Abb. 43: Leberfunktionsprüfung mit markierten Farbstoffen. Links: Verlauf der Blutaktivität; rechts: Verlauf der über der Leber gemessenen Impulsraten.

Die Kurven sind in ihrem Verlauf kompliziert. Zu ihrer Auswertung gibt es verschiedene Verfahren; am einfachsten ist die Bestimmung der Halbwertzeit, wie sie bereits für die Kolloide beschrieben wurde. Auch für den Abtransport des Farbstoffes mit der Galle läßt sich eine Halbwertzeit bestimmen (abfallender Teil der Leberkurve), vorausgesetzt, daß die Untersuchung entsprechend lang ausgedehnt wird.

Variante: Indem das Erscheinen des Farbstoffes im Darm durch einen von außen aufgesetzten Szintillationszähler kontrolliert wird, kann die Durchgängigkeit der Gallenwege geprüft werden (ohne Dünndarmsonde!).

4.4.3. Szintigraphie

Prinzip: Kolloide (Teilchengröße 0,01–1 μm) werden im RES der Leber akkumuliert, Farbstoffe passieren das Leberparenchym. Zur Szintigraphie werden die Kolloide bevorzugt, da sie nicht wie die Farbstoffe relativ rasch aus der Leber abtransportiert werden und so die zur Szintigraphie verfügbare Zeit begrenzen. Eine Ausnahme bildet die Klärung fraglicher Gallenwegsverschlüsse (szintigraphischer Nachweis von Gallenblasen- bzw. Darmaktivität), die nur mit markierten Farbstoffen möglich ist.

Methodik: Als Nuklearpharmaka stehen zur Wahl:

[198]Au-Kolloid (etwa 200 μCi)
[99m]Tc-Schwefel-Kolloid (etwa 1 mCi)
[113m]In-Hydroxid-Kolloid (etwa 2 mCi)
[131]J-Albumin-Partikel (Mikro-
    sphären) ∅ ≤ 1 μm (etwa 100 μCi)   } Kolloide
[113m]In-Albumin-Partikel (Mikro-
    sphären) ∅ ≤ 1 μm (etwa 1 mCi)

bzw.

[131]J-Bengalrosa (100–200 μCi)
[131]J-Bromsulphalein (100–200 μCi)   } Farbstoffe

Mit der Szintigraphie kann, je nach Nuklearpharmakon und Funktionszustand, 5–60 min nach der i. v. Injektion begonnen werden.

Auswertung: Bei der szintigraphischen Leberdarstellung werden die Größe und Form der Leber (individuell sehr variabel), ihre topographische Zuordnung im Oberbauch, das Auftreten von Bezirken mit verminderter Speicherung und das Ausmaß der Verminderung sowie eine extrahepatische Kolloidspeicherung (Milz, Knochenmark) beurteilt (Abb. 44).
Die extrahepatische Kolloidspeicherung ist normalerweise so gering, daß sie im Szintigramm nicht sichtbar wird (Ausnahme: [113m]In-Hydroxid-Kolloid). Eine Mitdarstellung von Milz und/oder Knochenmark tritt bei einer Drosselung der Leberdurchblutung oder bei schwereren Leberschäden auf.
Das Leberszintigramm mit [131]J-Bengalrosa bzw. [131]J-Bromsulphalein erlaubt in Verbindung mit einem Wiederholungsszintigramm 1–3 h p. i. aus der Mitdarstellung der Gallenblase bzw. aus der Darstellung von Darmaktivität diagnostische Hinweise auf die Durchgängigkeit der Gallenwege.

Indikationen: Bestimmung von Größe und Form des Organs, Verdacht auf intrahepatischen Prozeß (Abszess, Zyste, Metastasen usw.), Differentialdiagnose von Tumoren im Oberbauch, Nachweis und Verlaufskontrolle der Leberzirrhose.

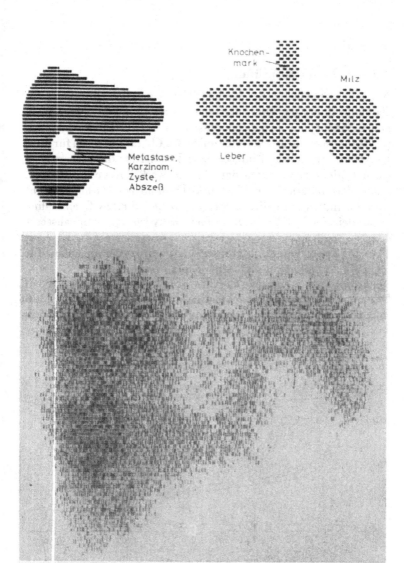

Abb. 44: Leberszintigramme mit radioaktiven Kolloiden. Oben links:
Speicherdefekt (schematisch); oben rechts: hochgradige Funk-
tionseinschränkung bei schwerer Leberzirrhose mit deutlicher
Kolloidspeicherung im extrahepatischen RES (schematisch);
unten: Metastasenleber (Schwarz-Weiß-Wiedergabe eines Ori-
ginal-Farbszintigramms).

4.5. Milz

4.5.1. Funktionsprüfung

Mit nuklearmedizinischer Methodik ist es möglich geworden, eine Partialfunktion der Milz zu erfassen: das Abfangen abbauwürdiger Erythrozyten durch das Maschenwerk der roten Milzpulpa (erythrosequestratorische Milzfunktion). Charakteristisch für diese Erythrozyten ist eine Einbuße ihrer Plastizität; dadurch können sie sich nicht mehr durch das Maschenwerk hindurchquetschen. Diese Verminderung der Plastizität kann auch künstlich erreicht werden, indem man die Eryhtrozyten bestimmten Chemikalien (zum Beispiel BMHP = Brommerkurihydroxypropan) aussetzt oder sie erwärmt.

Prinzip: Die Elimination alterierter Erythrozyten aus dem Blut und ihre Aufnahme in die Milz werden bestimmt.

Methodik: Patienteneigene Erythrozyten werden mit etwa 100 μCi ^{51}Cr oder ^{99m}Tc markiert, chemisch oder thermisch (49 °C) alteriert und reinjiziert. Das Verschwinden der markierten, geschädig-

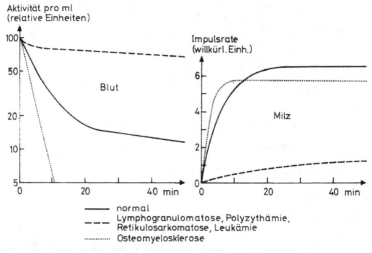

Abb. 45: Milzfunktionsprüfung mit markierten, alterierten Erythrozyten. Links: zeitlicher Verlauf der Blutaktivität (Anfangswert gleich 100 gesetzt); rechts: zeitlicher Verlauf der über der Milz gemessenen Impulsrate.

ten Erythrozyten aus dem Blut wird durch Messung von Blutproben und ihre Aufnahme in die Milz durch Messung von außen mit einem kollimierten Szintillationszähler erfaßt.

Auswertung: Für die Blutaktivität ergibt sich im einfach-logarithmischen Maßstab ein biphasischer Verlauf (Abb. 45). Die erste, schnellere Komponente gestattet Rückschlüsse auf die Sequestrationsgeschwindigkeit, die zweite, langsamere Komponente ist im Normalfall anteilmäßig gering und rührt von Erythrozytenfragmenten her; bei eingeschränktem Fassungsvermögen der Milz für alterierte Erythrozyten steigt dieser Anteil jedoch an (Sättigungseffekt). Bei verminderter erythrosequestratorischer Funktionsleistung der Milz (Fibrose, Zysten, Infiltrationen, Zustand nach Bestrahlung und verschiedenen unspezifischen Erkrankungen) ist die erste Komponente verlangsamt und/oder die langsame Komponente anteilmäßig erhöht als Ausdruck dafür, daß die Milz die alterierten Erythrozyten nur verlangsamt und unvollständig aufnehmen kann. In diesen Fällen springt häufig das übrige retikuloendotheliale System, insbesondere die Leber, kompensatorisch ein; in der Leber ist dann durch Messung von außen ein deutlicher Aktivitätsanstieg feststellbar.

Bei einigen Erkrankungen (Osteomyelosklerose, Myelofibrose) kann die erythrosequestratorische Funktionsleistung der Milz auch erhöht sein; die erste Komponente ist dann beschleunigt.

4.5.2. Szintigraphie

Prinzip: Für die Szintigraphie verwendet man markierte, geschädigte Erythrozyten, die sich spezifisch in der Milz anreichern.
Methodik: Patienteneigene Erythrozyten werden – wie in der Funktionsdiagnostik – mit ^{51}Cr (200–500 μCi) oder ^{99m}Tc (600 bis 800 μCi) markiert und thermisch alteriert. Mit ^{197}Hg-Brommerkurihydroxypropan (150–300 μCi, 1 mg BMHP pro ml Erythrozyten) können Markierung und (chemische) Alteration in einem Arbeitsgang erfolgen. Die Szintigraphie wird in Abhängigkeit vom Funktionszustand 30–60 min nach der Reinjektion durchgeführt, in der Regel in Rücken-, Seiten- und Bauchlage des Patienten (Abb. 46).
Auswertung: Bei der szintigraphischen Milzdarstellung werden Form (sehr variabel), Lage und Größe der Milz sowie das Vor-

handensein von Bezirken mit verminderter oder fehlender Speicherung beurteilt.

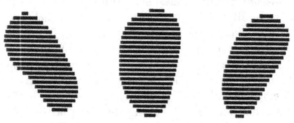

Abb. 46: Milzszintigramme (schematisch) in Rückenlage (links), Seitenlage (Mitte) und Bauchlage des Patienten (rechts).

Aus dem Milzszintigramm in Seitenlage des Patienten, das die Milz in ihrer größten Ausdehnung zeigt, kann der Flächeninhalt als quantitatives Maß für die Milzgröße planimetrisch bestimmt werden. Um den Einfluß der Körpergröße zu berücksichtigen, kann ein „Milzflächenindex" gebildet werden:

Milzflächenindex =

$$\frac{\textbf{Flächeninhalt des Milzszintigramms in Seitenlage}}{\textbf{Körperoberfläche}}$$

Normalwerte: $(2,8-4,5) \times 10^{-3}$
Umfangreiche Untersuchungen wiesen nach, daß sich vergrößerte Milzen überwiegend dem klinischen Nachweis entziehen.
Indikationen: Bestimmung von Lage, Größe und Form des Organs, Differentialdiagnose von Tumoren im linken Oberbauch, Feststellung von Parenchymlässionen bei Tumoren, Infarkten, Zysten usw., Nachweis von Nebenmilzen, Verlaufskontrollen insbesondere unter der Therapie.

4.6. Pankreas

4.6.1. Szintigraphie

Prinzip: Bisher ist nur ein Nuklearpharmakon bekannt, das sich für die Szintigraphie der Bauchspeicheldrüse eignet: ^{75}Se-L-Selen-Methionin. Die Aminosäure Methionin wird in allen Organen mit hohem Aminosäureumsatz angereichert (Pankreas, Leber, Schilddrüse, Nebenschilddrüsen, Knochenmark). Im Szintigramm kommt es daher stets zu einer sehr störenden Mitdarstellung der Leber. Durch diätetische Maßnahmen kann das Verhältnis von Pankreas- zu Leberaktivität verbessert werden; eine befriedigende szintigraphische Darstellung der Bauchspeicheldrüse gelingt jedoch nur, wenn mit Hilfe eines Computers vom ^{75}Se-L-Selen-Methionin-Szintigramm ein ^{198}Au-Leberszintigramm desselben Patienten subtrahiert und damit die störende Leberdarstellung im Szintigramm beseitigt wird.

Methodik: Dem Patienten werden 200–300 μCi ^{75}Se-Methionin und ein markiertes Kolloid für die Leberszintigraphie gleichzeitig injiziert. Ohne die Patientenlage zu verändern, werden zwei Szintigramme geschrieben:

a) Zuerst erfolgt eine Einstellung auf die γ-Strahlung von ^{75}Se. Man erhält ein Szintigramm von Leber und Pankreas.

b) Danach wird auf die γ-Strahlung des Kolloids umgestellt. Es ergibt sich eine szintigraphische Darstellung der Leber allein.

Mit Hilfe eines Computers werden beide Szintigramme auf die gleiche maximale Impulsrate innerhalb der Leber normiert. Dann wird das Kolloid-Szintigramm vom ^{75}Se-Methionin-Szintigramm subtrahiert: es resultiert eine Darstellung allein der Bauchspeicheldrüse (Abb. 47).

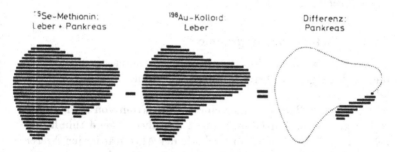

Abb. 47: Pankreasszintigramm als Differenz eines ^{75}Se-Methionin- und eines ^{198}Au-Kolloid-Szintigramms (schematisch).

Auswertung: Die Bauchspeicheldrüse ist in Form und Größe sehr variabel. Primäre Geschwülste und Metastasen stellen sich szintigraphisch als Aussparungen dar, während entzündliche Veränderungen zu einer verminderten und inhomogenen Speicherung führen, die schwer beurteilbar ist.

4.6.2. Insulin-Bestimmung (in-vitro-Test)

Prinzip: Radioimmunanalyse (siehe 3.4.1.).

Methodik: Dem Serum, dessen Insulingehalt zu bestimmen ist, werden Insulin-Antikörper im Überschuß zugesetzt. Nach einer Inkubationszeit von 12–20 Stunden läßt man das Serum mit ^{131}J- oder ^{125}J-Insulin reagieren (60–90 Minuten). Der an Antikörper gebundene Anteil des markierten Insulins ist um so geringer, je größer die Insulinmenge ist und umgekehrt. Die Eichung erfolgt durch Standard-Insulin-Seren mit bekanntem Insulingehalt.

4.6.3. Fettresorption

Mit Hilfe von ^{131}J- oder ^{125}J-markierten Fetten (Ölsäure und Triolein) und Messung der mit dem Stuhl ausgeschiedenen oder der im Blut erscheinenden Aktivität lassen sich Aussagen über die Fettresorption gewinnen. Wegen einer teilweisen Abspaltung der Markierungsnuklide ist der Wert des Verfahrens umstritten. Zuverlässigere Ergebnisse lassen sich mit ^{14}C-markierten Fetten erzielen, jedoch sind die Aktivitätsmessungen wegen der sehr weichen β-Strahlung weitaus schwieriger.

4.7. Niere

4.7.1. Isotopennephrographie

Prinzip: Es wird die Nierenpassage einer radioaktiv markierten nierenpflichtigen Substanz durch Messung von außen verfolgt.

Methodik: Der Patient erhält eine i.v. Injektion von etwa 30 μCi ^{131}J-Hippurat (o-Jod-Hippursäure), das überwiegend tubulär sezerniert wird. Die zeitlichen Verläufe der Aktivität in den Nieren (meist noch zusätzlich in Herz und Blase) werden durch von außen aufgesetzte, kollimierte Szintillationszähler mit angeschlossenen Ratemetern und Schreibern kontinuierlich registriert.

Auswertung: Man unterscheidet beim Isotopennephrogramm (ING) drei Phasen (Abb. 48, links): I (Initialphase), II (Sekretionsphase), III (Entleerungsphase). In der Initialphase werden das erste Anfluten des Teststoffs in das Gesichtsfeld des Nierendetektors und die Akkumulation in der Niere erfaßt; während der Sekretionsphase wird der Teststoff laufend aus dem Blut in die Nierentubuli sezerniert; während der Entleerungsphase überwiegt der Abtransport des Teststoffs in die Blase.

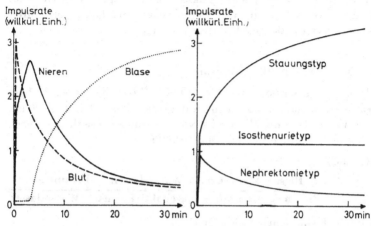

Abb. 48: Isotopen-Nephrogramm. Links: Verlauf der über den Nieren, über der Blase und im Blut nach Injektion von [131]J-Hippurat bei normaler Nierenfunktion gemessenen Impulsraten. Erster steiler Anstieg der Nierenkurven: Initialphase; flacher ansteigender Kurventeil bis zum Maximum: Sekretionsphase; abfallender Kurventeil: Entleerungsphase. Rechts: pathologische Grundtypen (Impulsratenverläufe über den Nieren).

Störungen der Nierenfunktion werden durch einen veränderten Kurvenverlauf angezeigt; dabei sind alle Varianten zwischen dem normalen Verlauf und einem der pathologischen Grundtypen (Abb. 48, rechts) möglich. Die Initial- und die Sekretionsphase geben Aufschluß über die tubulosekretorische Leistung der Niere; bei tubulären Funktionsstörungen ist die Initialphase erniedrigt und die Sekretionsphase verflacht. Auf die Entleerungsphase wirkt sich zusätzlich der Harnfluß aus der Niere in die Blase aus. Bei eingeschränktem Harnfluß (Insuffizienz, Abflußstörung) ist die Entleerung verzögert bzw. verlangsamt (verlängerte mittlere Transitzeit).

Variante: Verwendung glomerulär filtrierter Substanzen (zum Beispiel [113m]In-DTPA, ^{51}Cr-EDTA) zur Beurteilung der glomerulären Nieren-Funktionsleistung.

4.7.2. Refluxnachweis

Eine radioaktive Substanz, die auf renalem Weg (^{131}J-Hippurat) oder über einen Katheter (zum Beispiel ^{131}J-Humanserumalbumin) in die Blase gebracht wird, gelangt bei Vorliegen eines Refluxes in den Ureter bzw. in das Nierenbecken und kann dort durch Messung von außen nachgewiesen werden.

4.7.3. Restharnbestimmung

Nach i. v. Injektion von etwa 10 μCi ^{131}J-Hippurat wird abgewartet, bis nahezu alles Hippurat in der Blase akkumuliert ist. Die Aktivität in der Blase wird vor und nach Wasserlassen durch externe Messung ermittelt. Man erhält:

Restharn =

$$\frac{\text{Blasenaktivität nach Wasserlassen} \times \text{Urinmenge}}{\text{Blasenaktivität vor} - \text{Blasenaktivität nach Wasserlassen}}$$

Vorteil: Keine Katheterisierung!

4.7.4. Nierenclearance

Die Nierenclearance (= Klärung) für eine bestimmte Substanz ist diejenige (fiktive) Blutplasmamenge, die durch die Nierentätigkeit pro Minute von dieser Substanz befreit wird. Es gilt die Beziehung:

pro min eliminierte Substanzmenge =
Clearance $\times$ Substanzkonzentration im Plasma

Die nuklearmedizinischen Verfahren zur Bestimmung der Nierenclearance erfordern im Gegensatz zur konventionellen Methode keine Dauerinfusion oder Blasenkatheterisierung.

Prinzip: Die radioaktiv markierte Clearance-Substanz wird einzeitig injiziert. Entsprechend der Nierenfunktion nimmt die Aktivität im Plasma ständig ab, die Geschwindigkeit dieser Abnahme ist proportional der Clearance.

Methodik: zwei Varianten.

a) Nach i. v. Injektion der radioaktiv markierten Clearance-Substanz wird der zeitliche Verlauf der noch nicht von den Nieren aufgenommenen Aktivität registriert. Das erfolgt mit einem Ganzkörperzähler unter Abdeckung der Nieren-Blasen-Region. Aus der zeitlichen Abnahme der noch nicht von den Nieren aufgenommenen Aktivität (Aktivitätsabnahme pro min) zu bestimmten Zeitpunkten und der dazugehörenden Aktivitätskonzentration im Plasma läßt sich die Clearance bestimmen:

$$\text{Clearance (ml/min)} = \frac{\textbf{Aktivitätsabnahme pro min}}{\textbf{Aktivität pro ml Plasma}}$$

b) Nach i. v. Injektion der radioaktiv markierten Clearance-Substanz erfolgen zu bestimmten Zeiten Blutentnahmen. Aus dem zeitlichen Verlauf der Aktivitätskonzentration im Plasma und der einverleibten Aktivität läßt sich die Clearance berechnen. Hierfür gibt es verschiedene Formeln, da der Aktivitätsverlauf im Plasma unterschiedlich gedeutet werden kann.

Die erste Methode gilt als exakteres Verfahren. Nach beiden Methoden ist auch eine seitengetrennte Clearancebestimmung möglich (solange noch kein Teststoff aus den Nieren in die Blase abgeströmt ist, verhalten sich die Aktivitäten in den Nieren wie die entsprechenden Clearances).

Nuklearpharmaka: Zur Bestimmung der tubulären Clearance wird ^{131}J-Hippurat verwendet; zur Bestimmung der glomerulären Clearance sind rein glomerulär filtrierte Nuklearpharmaka notwendig, wie zum Beispiel ^{51}Cr-EDTA (Äthylendiaminotetraessigsäure).

4.7.5. Szintigraphie

Prinzip: Quecksilberdiuretika und verschiedene andere nierenaffine Substanzen (zum Beispiel Technetium-Eisen-Komplex) werden im funktionsfähigen Nierenparenchym akkumuliert.

Methodik: Es erfolgt eine i. v. Injektion von etwa 200 μCi ^{197}Hg-Chlormerodrin bzw. ^{203}Hg-Hydroxymersalyl bzw. von 1,5 mCi ^{99m}Tc-Eisen-Komplex. Mit der Szintigraphie wird (in der obigen Reihenfolge der Nuklearpharmaka) 1–2 Stunden bzw. 20 Minuten bzw. 2–4 Stunden p. i. begonnen. Sie erfolgt in Bauchlage des Patienten.

Auswertung: Das Szintigramm ist eine Darstellung des funktionierenden Nierenparenchyms. Es lassen sich Lage, Größe und Form der Nieren beurteilen sowie Bezirke mit verminderter bzw. fehlender Parenchymfunktion abgrenzen (Abb. 49).

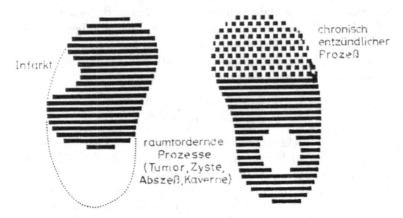

Abb. 49: Nierenszintigramm (schematisch).

4.7.6. Sequenzszintigraphie

Mit Hilfe einer Szintillationskamera kann die Nierenpassage eines schnell nierengängigen Nuklearpharmakons (^{131}J-Hippurat, ^{51}Cr-EDTA) durch die einzelnen Nierenanteile (Rinde, Mark, Becken) getrennt verfolgt werden. Man erhält damit eingehendere diagnostische Aufschlüsse.

Nach i. v. Injektion von ^{99m}TcO$_4$ bzw. ^{99m}Tc-Humanserumalbumin lassen sich durchblutete funktionslose Bezirke (Tumoren) von nichtdurchbluteten (zum Beispiel Zysten) unterscheiden.

4.8. Plazenta (Szintigraphie)

Prinzip: Blutpooldarstellung nach Injektion eines Indikators, der die Blutbahn während des Untersuchungszeitraumes nicht verläßt.

Methodik: Als Indikator werden etwa 500 μCi ^{99m}Tc- oder ^{113m}In-Humanserumalbumin, ^{99m}Tc-markierte Erythrozyten oder jetzt bevorzugt ^{113m}In als Indiumchlorid verwendet; Indiumchlorid geht in vivo sofort eine stabile Verbindung mit der Serum-Protein-Fraktion Transferrin ein. Wenige Minuten nach der i. v. Injektion des Nuklearpharmakons kann mit der Szintigraphie begonnen werden, sie soll in Rücken- und Seitenlage erfolgen.

Auswertung: Die Plazenta stellt sich im Szintigramm gut abgrenzbar dar (Abb. 50). Die Unterscheidung Plazenta praevia – tiefer Sitz der Plazenta erfordert die genaue Übertragung von Orientierungspunkten auf das Szintigramm (Symphyse, Nabel, Rippenbögen, Darmbeinkämme usw.). Am sichersten ist eine Lokalisation der Portio im Szintigramm mit Hilfe einer kleinen intravaginal eingelegten Strahlenquelle.

Indikationen: Verdacht auf Plazenta praevia, vor Amniozentese.

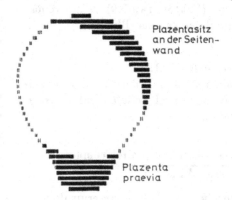

Plazentasitz an der Seiten-wand

Plazenta praevia

Abb. 50: Plazentaszinti-gramm in Rücken-lage(schematisch).

4.9. Hämatologische Diagnostik

4.9.1. Erythrozytenvolumen

Prinzip: Verdünnungsanalyse (siehe 3.3.1.).

Methodik: Es werden ^{51}Cr- oder ^{99m}Tc-markierte Eryhtrozyten injiziert; nach Durchmischung mit den Körpererythrozyten (20 min) erfolgt eine Blutentnahme. Die Aktivität pro ml Erythrozyten wird bestimmt.

$$\text{Erythrozytenvolumen (ml)} = \frac{\text{injizierte Aktivität}}{\text{Aktivität pro ml Erythrozyten}}$$

4.9.2. Plasmavolumen

Prinzip: Verdünnungsanalyse (siehe 3.3.1.).

Methodik: Es wird ^{125}J- oder ^{131}J-Humanserumalbumin injiziert. Nach Durchmischung mit dem gesamten Blutplasma (15 min) er-

101

folgt eine Blutentnahme. Die Aktivität pro ml Plasma wird ermittelt.

$$\text{Plasmavolumen (ml)} = \frac{\text{injizierte Aktivität}}{\text{Aktivität pro ml Plasma}}$$

4.9.3. Hämatokrit

Der Körperhämatokrit (Anteil des Erythrozytenvolumens am Gesamtblutvolumen) ist kleiner (Faktor etwa 0,9) als der venöse Hämatokrit (Erythrozytenanteil des venösen Blutes).

Venöser Hämatokrit

Prinzip: Verdünnungsanalyse (siehe 3.3.1.).
Methodik: Von einer Blutprobe im Rahmen der Plasmavolumenbestimmung werden die Aktivität pro ml Vollblut und die Aktivität pro ml Plasma bestimmt.

$$\text{Hämatokritwert (\%)} = \frac{\text{Aktivität pro ml Plasma} - \text{Aktivität pro ml Vollblut}}{\text{Aktivität pro ml Plasma}} \times 100$$

Variante in vitro: Einer Blutprobe wird[131]J-Humanserumalbumin zugesetzt, dann Bestimmung wie oben unter Berücksichtigung des zugesetzten Volumens (siehe 3.3.1.).

Körperhämatokrit

Prinzip: Bestimmung von Erythrozyten- und Plasmavolumen:

$$\text{Körperhämatokritwert (\%)} = \frac{\text{Erythrozytenvolumen}}{\text{Erythrozytenvolumen} + \text{Plasmavolumen}} \times 100$$

4.9.4. Blutvolumen

Das Blutvolumen ergibt sich

a) aus Erythrozyten- und Plasmavolumen:

$$\text{Blutvolumen} = \text{Erythrozytenvolumen} + \text{Plasmavolumen}$$

b) aus Erythrozytenvolumen und Hämatokrit:

$$\text{Blutvolumen} = \text{Erythrozytenvolumen} \times \frac{100}{\text{Hämatokrit}}$$

c) aus Plasmavolumen und Hämatokrit:

$$\text{Blutvolumen} = \text{Plasmavolumen} \times \frac{100}{100 - \text{Hämatokrit}}$$

Es ist der Körperhämatokrit (0,9mal venöser Hämatokrit) einzusetzen!

4.9.5. Erythrozyten-Lebenszeit

Prinzip: Das Verschwinden markierter Erythrozyten aus dem Blut (Absterben) wird verfolgt.

Methodik: Patienteneigene Erythrozyten werden mit etwa 100 μCi ^{51}Cr markiert und reinjiziert. Nach 20 min, 24 und 48 Stunden und dann in 3–4tägigen Abständen wird die Aktivität pro ml Blut gemessen.

Auswertung: Die mittlere Lebenszeit normaler menschlicher Erythrozyten beträgt 110–130 Tage. Markiert man (^{59}Fe) eine neugebildete Erythrozytenpopulation, so läßt sich aus dem Aktivitätsverlauf im Blut (Abb. 1, links) die mittlere Lebenszeit ablesen. Das Verfahren kommt für die klinische Praxis wegen der sich lang hinziehenden Untersuchungen nicht in Betracht.

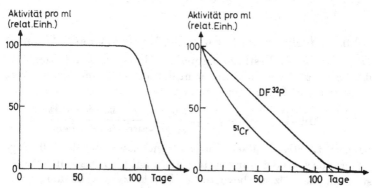

Abb. 51: Aktivitätsverlauf im Blut bei Markierung (^{59}Fe) neugebildeter Erythrozyten (links) und bei Markierung (^{51}Cr, DF^{32}P) einer altersgemischten Erythrozytenpopulation (rechts).

Markiert man Erythrozyten des peripheren Blutes, das heißt eine altersgemischte Erythrozytenpopulation, mit DF^{32}P (Diisopropylfluorophosphat), so sterben laufend auch markierte Erythrozyten ab, und man erhält einen annähernd linearen Abfall für den Akti-

103

vitätsverlauf im Blut (Abb. 51, rechts), aus dem sich bereits nach kürzerer Zeit die mittlere Lebenszeit durch Extrapolation bestimmen läßt.

Die DF^{32}P-Methode ist mit einigen technischen Schwierigkeiten verbunden; man bevorzugt daher ^{51}Cr zur Erythrozyten-Markierung. Wegen einer langsamen Elution von ^{51}Cr aus den zirkulierenden Erythrozyten läßt sich jedoch mit der ^{51}Cr-Methode nicht die echte, sondern nur eine scheinbare Lebenszeit der Erythrozyten ermitteln, die als Bezugswert Rückschlüsse auf die echte Lebenszeit erlaubt. In der Praxis bestimmt man die Zeit, in der die Erythrozytenaktivität auf die Hälfte der Initialaktivität abgefallen ist: halbe scheinbare Erythrozytenlebenszeit.

Normalwert: halbe scheinbare Erythrozytenlebenszeit = 25 bis 35 Tage.

Eine verkürzte Erythrozytenlebenszeit bedeutet immer eine erhöhte periphere Hämolyse. Sie ist außer bei hämolytischen Anämien auch bei einigen Infektionskrankheiten, Nephropathien, rheumatischen Erkrankungen, malignen Hämoblastosen, Panmyelopathie und Splenomegalie zu beobachten. Verlängerte Erythrozyten-Lebenszeiten treten nicht auf. Störungen der Hämatopoese sind durch Messung der Erythrozyten-Lebenszeit nicht zu erfassen.

4.9.6. Nachweis des bevorzugten Erythrozyten-Abbauortes

Im Rahmen der Bestimmung der Erythrozyten-Lebenszeit werden mit einem kollimierten Szintillationszähler die Impulsraten über Milz und Leber gemessen und ein

$$\text{Milz-Leber-Quotient} = \frac{\text{Impulsrate über der Milz}}{\text{Impulsrate über der Leber}}$$

berechnet. Steigt dieser Quotient im Laufe der bis 30 Tage dauernden Untersuchung systematisch auf über das Doppelte an, so kann die Milz als bevorzugter Erythrozyten-Abbauort angenommen werden.

4.9.7. Thrombozyten-Lebenszeit

Die Bestimmung der Thrombozyten-Lebenszeit ist im Prinzip der Bestimmung der Erythrozyten-Lebenszeit ähnlich, jedoch wegen der zur Markierung notwendigen Isolierung der Thrombozyten erheblich schwieriger.

4.9.8. Eisenstoffwechsel

Einige Phasen bzw. Parameter des Eisenstoffwechsels (Abb. 52) lassen sich mit nuklearmedizinischen Methoden erfassen.

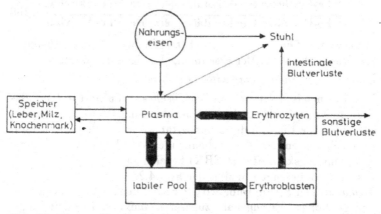

Abb. 52: Eisenstoffwechsel (schematisch).

Eisenresorption

Prinzip: Retentionsmessung (siehe 3.2.).
Methodik: drei Varianten

a) Retentionstest mit dem Ganzkörperzähler: Nach oraler Applikation von etwa 0,1 μCi ^{59}Fe wird die im Körper verbliebene (= resorbierte) Aktivität mit dem Ganzkörperzähler unmittelbar bestimmt.

$$\text{Resorption } (\%) = \frac{\text{resorbierte Aktivität}}{\text{applizierte Aktivität}} \times 100$$

b) Exkretionstest: 5–10 μCi ^{59}Fe werden oral verabreicht. Die mit dem Stuhl ausgeschiedene Aktivität wird bestimmt.

$$\text{Resorption } (\%) = \frac{\text{applizierte Aktivität} - \text{ausgeschiedene Aktivität}}{\text{applizierte Aktivität}} \times 100$$

Das Verfahren ist schwer praktikabel (zuverlässiges Sammeln der Stuhlportionen über etwa 14 Tage!).

c) Retentionstest mit zwei radioaktiven Eisenisotopen: Es werden ^{55}Fe oral und ^{59}Fe i. v. appliziert. Nach einigen Tagen werden eine Blutprobe entnommen und die von beiden Nukliden in die

Erythrozyten eingebauten Anteile bestimmt. Der von ^{59}Fe eingebaute Anteil dient als Bezugswert für 100 %ige Resorption.

Resorption (%) =
$$\frac{^{55}\text{Fe-Erythrozytenaktivität/applizierte } ^{55}\text{Fe-Aktivität}}{^{59}\text{Fe-Erythrozytenaktivität/applizierte } ^{59}\text{Fe-Aktivität}} \times 100$$

Auswertung: Die Normalwerte betragen bei Männern 10–30 %, bei Frauen 20–40 %. Bei Eisenmangel steigen die Werte an.

Latente Eisenbindungskapazität (in-vitro-Test)

Das Plasmaeisen ist an ein spezifisches Transportprotein, das Transferrin, gebunden, dessen Eisenbindungskapazität begrenzt ist. Die totale Eisenbindungskapazität wird vom Plasmaeisen nur zum Teil ausgenutzt; der verbleibende, freie Teil wird als latente Eisenbindungskapazität (LEBK) bezeichnet.

Prinzip: Radioreagensanalyse (siehe 3.4.2.).

Methodik: Der Serumprobe wird ^{59}Fe als Lösung mit bekanntem und so hohem Eisengehalt zugesetzt, daß die Eisenbindungskapazität abgesättigt wird. Das von Transferrin nicht mehr bindbare Eisen wird mit Hilfe eines Ionenaustauschers entfernt. Aus der in der Probe verbleibenden Aktivität (auf 100 ml Plasma umgerechnet) läßt sich die vom Transferrin aufgenommene Eisenmenge (= LEBK) ermitteln:

LEBK (μg/100 ml) =
$$\frac{\text{transferringebundene Aktivität (für 100 ml Plasma)}}{\text{spezifische Aktivität } (\mu\text{Ci}/\mu\text{g Fe}) \text{ d. eingesetzten Lösung}}$$

Auswertung (Abb. 53): Die LEBK beträgt normalerweise 190 bis 230 μg/100 ml, sie ist erhöht bei Eisenmangel. Bei einigen Erkrankungen ist die LEBK auch erniedrigt, bei Hämochromatose

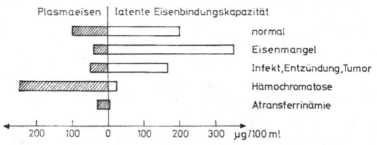

Abb. 53: Plasmaeisen und latente Eisenbindungskapazität.

und Hämosiderose extrem. Die Bewertung sollte zusammen mit der des Plasmaeisens erfolgen.

Plasmaeisen-Umsatz

Prinzip: Aus der Verschwinderate von radioaktivem Eisen aus dem Blutplasma wird die pro Minute aus dem Plasma abwandernde Eisenmenge (= zufließende Eisenmenge = Umsatz) berechnet. *Methodik:* Dem Patienten werden 10–20 µCi ^{59}Fe-Zitrat i. v. injiziert. Über 2–3 Stunden erfolgen mehrere Blutentnahmen. Die Aktivität pro ml Plasma wird bestimmt und auf einfachlogarithmisches Papier gegen die Zeit aufgetragen (Abb. 54).

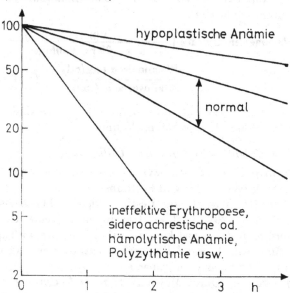

Abb. 54: Aktivitätsverlauf im Blut nach Injektion von ^{59}Fe (Anfangswert gleich 100 gesetzt).

Auswertung: Aus der graphischen Darstellung läßt sich die Halbwertzeit für den Aktivitätsabfall im Plasma ablesen. Sie beträgt normalerweise 70–140 min. Aus der Halbwertzeit berechnet man die

$$\text{Verschwinderate} = \frac{0,693}{\text{Halbwertzeit}}$$

Die Verschwinderate gibt an, welcher Bruchteil des Plasmaeisens pro Minute aus dem Plasma verschwindet.

Multipliziert man die Verschwinderate mit der (chemisch bestimmten) Konzentration des stabilen Eisens im Plasma (in μg/ml) so resultiert die pro Minute aus 1 ml Plasma abwandernde Eisenmenge (in μg). Da die Eisenkonzentration im Plasma relativ konstant bleibt (dynamisches Gleichgewicht), fließt dem Plasma die gleiche Eisenmenge auch wieder zu (aus Nahrung, abgebauten Erythrozyten usw. Bei der so bestimmten Größe handelt es sich demnach um den Plasmaeisen-Umsatz.

Man bezieht den Plasmaeisen-Umsatz in der Regel auf 24 Stunden = 1440 min und 100 ml Vollblut. Da 1440mal 0,693 gerade 1000 ergibt und 100 ml Vollblut nur (100 – Hämatokrit) ml Plasma enthalten, ergibt sich:

$$\text{Plasmaeisen-Umsatz} \left(\frac{\text{mg}}{24 \text{ h} \times 100 \text{ ml Vollblut}} \right) =$$

$$\frac{\text{Plasmaeisen } (\mu g/ml)}{\text{Halbwertzeit (min)}} \times (100 - \text{Hämatokrit})$$

Der Plasmaeisen-Umsatz beträgt im Normalfall 0,45–0,9 mg/24 h $\times$ 100 ml Vollblut.

Eiseneinbau in Erythrozyten (Utilisation)

Prinzip: Der in Erythrozyten eingebaute Teil von i. v. injiziertem radioaktiven Eisen wird bestimmt.

Methodik: Wie bei der Bestimmung des Plasmaeisen-Umsatzes werden 10–20 μCi ^{59}Fe-Zitrat injiziert (beide Untersuchungen werden in der Regel kombiniert). Über etwa 14 Tage werden in 1–2tägigem Abstand Blutproben entnommen und die Aktivität pro ml Erythrozyten gemessen.

Auswertung: Durch Multiplikation der Aktivität pro ml Erythrozyten mit dem Erythrozytenvolumen (in ml) erhält man die Aktivität der gesamten Erythrozytenmenge. Der Vergleich mit der applizierten Aktivität ergibt die Utilisation (Abb. 55).

Utilisation (%) =

$$\frac{\text{Erythrozytenvolumen (ml)} \times \text{Aktivität pro ml Erythrozyten}}{\text{applizierte Aktivität}} \times 100$$

Die Utilisation beträgt normalerweise 70–90 %.

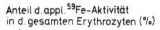

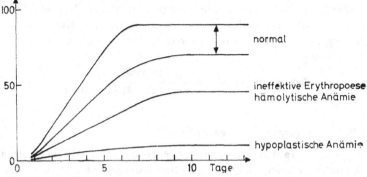

Abb. 55: Anteil der injizierten ^{59}Fe-Aktivität in den Erythrozyten.

Organmessungen

Die beiden vorgenannten Methoden können durch Bestimmung des Eisenumsatzes in Knochenmark (Kreuzbein), Leber und Milz ergänzt werden. Dazu werden auf die genannten Organe kollimierte Szintillationszähler aufgesetzt und die Impulsraten zu verschiedenen Zeiten gemessen (Abb. 56).

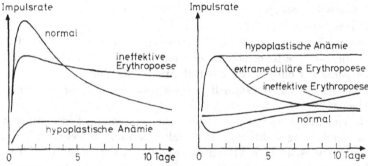

Abb. 56: Verlauf der über dem Kreuzbein (links) und über der Leber bzw. der Milz (rechts) gemessenen Impulsraten nach Injektion von ^{59}Fe.

Bestimmung von Blutverlusten

Prinzip: Intravenös injiziertes radioaktives Eisen wird vom Organismus in Erythrozyten eingebaut. Blutverluste verursachen eine Verringerung der Gesamtkörperaktivität und können dadurch bestimmt werden.

Methodik: Es wird ^{59}Fe i. v. injiziert. Die Gesamtkörperaktivität des Patienten wird durch wiederholte Messungen mit einem Ganzkörperzähler mehr oder weniger lange kontrolliert. Tritt ein Aktivitätsverlust (Blutverlust!) auf, so wird zur quantitativen Erfassung noch zusätzlich die ^{59}Fe-Konzentration im Blut bestimmt.

Auswertung:

$$\text{Blutverlust (ml)} = \frac{\text{Aktivitätsverlust}}{^{59}\text{Fe-Aktivität pro ml Blut}}$$

4.9.9. Vitamin-B_{12}-Resorption

Das mit der Nahrung aufgenommene Vitamin B_{12} wird im unteren Dünndarm resorbiert. Die Resorption kann jedoch nur unter Mitwirkung eines „Intrinsic"-Faktors erfolgen, der von der Magenschleimhaut gebildet wird. Eine mangelhafte Vitamin-B_{12}-Resorption kann daher zwei Ursachen haben:

a) Unfähigkeit der Darmwand zur Resorption des Komplexes Intrinsic-Faktor – Vitamin-B_{12} (Malabsorption),
b) Fehlen des Intrinsic-Faktors (perniziöse Anämie, Magenresektion).

Retentionsmessung

Prinzip: siehe 3.2.

Methodik: Nach oraler Gabe von etwa 0,1 μCi ^{57}Co- oder ^{58}Co-Vitamin-B_{12} erfolgt eine Retentionsmessung (mit dem Ganzkörperzähler oder als Faeces-Exkretions-Messung).

Auswertung: Die Vitamin-B_{12}-Resorption beträgt normalerweise über 60%.

Da ein Ganzkörperzähler bisher nur in wenigen Einrichtungen zur Verfügung steht und die Stuhlsammlung problematisch ist, wurden verschiedene Varianten entwickelt, von denen der Urin-Exkretionstest am verbreitetsten ist. Weitere Varianten beruhen auf Aktivitätsmessung im Blut oder über der Leber.

Urin-Exkretionstest (Schilling-Test)

Prinzip: Normalerweise kommt es zu keiner nennenswerten Ausscheidung von markiertem Vitamin B_{12} mit dem Urin. Wird jedoch durch i. m. Injektion von inaktivem Vitamin B_{12} ein hoher Blutspiegel eingestellt, so wird wegen dieses Überangebots ein Teil des Vitamin B_{12} durch die Nieren ausgeschieden und dadurch ein

Teil des resorbierten, markierten Vitamin B_{12} mit ausgeschwemmt. Die Bestimmung der Resorption kann so mit Hilfe von Urinmessungen erfolgen.

Methodik: Etwa 1 μCi ^{57}Co- oder ^{58}Co-Vitamin-B_{12} werden oral verabfolgt. Nach 2 Stunden erhält der Patient eine „Ausschwemmungs"dosis von 1000 μg inaktivem Vitamin B_{12} i. m. Der Urin wird über 24 Stunden gesammelt und die Aktivität bestimmt.

Auswertung: Es wird nur ein Teil des resorbierten Vitamin B_{12} mit dem Urin ausgeschieden. Urinausscheidungen von mehr als 10 % der einverleibten Aktivität zeigen eine normale Resorption an.

Intrinsic-Faktor

Zur Klärung, ob eine eingeschränkte Resorption auf dem Fehlen des Intrinsic-Faktors beruht, wird die Resorptions-Untersuchung unter Verabreichung eines Intrinsic-Faktor-Präparates wiederholt.

Besonders elegant ist die

Doppelisotopen-Methode: Man verabreicht gleichzeitig ^{58}Co-Vitamin-B_{12} und die gleiche Menge ^{57}Co-Vitamin-B_{12} im Komplex mit Intrinsic-Faktor. Das weitere Vorgehen entspricht dem Urin-Extrektionstest. Da sich die beiden Nuklide getrennt messen lassen, kann in einer Untersuchung festgestellt werden, ob der Intrinsic-Faktor fehlt oder nicht.

4.10. Lymphsystem (Szintigraphie)

Prinzip: Subkutan injiziertes Kolloid wird auf dem Lymphwege abtransportiert. Es wird zum Teil in den regionalen und weiteren nachgeschalteten Lymphknoten gespeichert, zum Teil über den Ductus thoracicus in den Blutkreislauf gespült und vom RES der Leber (siehe 4.4.3.) aufgenommen.

Methodik: Es erfolgt eine s. c. Injektion von 200–300 μCi ^{198}Au-Kolloid:

a) in einen Zwischenzehenraum an beiden Füßen zur Darstellung des retroperitonealen Lymphsystems,

b) am Handrücken für die Szintigraphie der axillären Lymphknoten,

c) unterhalb des Schwertfortsatzes zur szintigraphischen Erfassung des Lymphsystems in der Umgebung des Brustbeins,

d) unterhalb des Warzenfortsatzes zur Lymphoszintigraphie des Halsbereichs.

111

Durch Zusatz von Hyaluronidase (75 IE Hylase®) und aktive oder passive Bewegung wird der Abtransport gefördert. Frühestens nach einer, in der Regel nach 24 Stunden wird die Szintigraphie durchgeführt.

Auswertung: Die meisten Erfahrungen mit der Lymphoszintigraphie liegen beim retroperitonealen Lymphsystem vor. Es stellt sich normalerweise als zusammenhängendes Aktivitätsband dar; einzelne Lymphknoten sind i. a. nicht abzugrenzen. Pathologische Veränderungen äußern sich als Unterbrechung, Verlagerung, Intensivierung des Aktivitätsbandes oder als atypisch gelagerte Aktivität (Abb. 57).

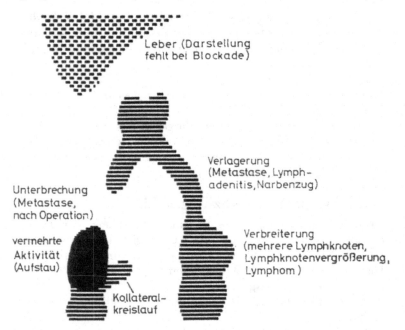

Abb. 57: Szintigramm des retroperitonealen Lymphsystems (schematisch)

Im axillären Lymphoszintigramm finden sich scharf begrenzte speichernde Bezirke. Nach Injektion unterhalb des Schwertfortsatzes zeigt das Szintigramm einzelne Lymphknoten beiderseits neben dem Brustbein und unterhalb der Schlüsselbeine. Im Halsbereich werden normalerweise strangartige Aktivitätsablagerungen sichtbar.

Wegen der großen Variationsbreite des Lymphsystems ist die Deutung der Lymphoszintigramme schwierig.

Indikationen: bei kontraindizierter oder nicht durchführbarer Lymphographie, zur Vorauswahl für die Lymphographie, bei fraglichen Lymphknotenmetastasen, vor endolymphatischer Therapie, zur Verlaufs- und Therapiekontrolle.

4.11. Knochen, Gelenke

4.11.1. Knochen-Szintigraphie

Prinzip: Knochensuchende Nuklearpharmaka werden bevorzugt in Knochenbezirken mit erhöhtem Kalziumstoffwechsel angereichert.

Methodik: Die naheliegende Verwendung einer radioaktiven Kalziumverbindung als Nuklearpharmakon scheitert am Fehlen eines radioaktiven Kalzium-Isotops mit für die Szintigraphie brauchbaren kernphysikalischen Eigenschaften. Man weicht daher auf chemisch ähnliche Elemente (hauptsächlich Strontium, Fluor) aus.

20–100 μCi ^{85}Sr bzw. 1000–5000 μCi ^{87m}Sr als Strontiumchlorid oder 500–2000 μCi ^{18}F als Hexafluorosilikat bzw. -aluminat werden i. v. verabfolgt. 1–2 Stunden (^{87m}Sr, ^{18}F) bzw. 3 Tage nach der Applikation (^{85}Sr) erfolgt die Szintigraphie der interessierenden Körperregion.

Für die Szintigraphie des Beckengürtels und der Lendenwirbelsäule ist bei Einsatz der Strontium-Präparate (nicht bei Fluor!) eine Vorbereitung des Patienten durch Einlauf erforderlich, um eine störende Darstellung des Magen-Darm-Kanals zu verhindern. Häufig sollen oder können die genannten Präparate nicht eingesetzt werden (^{85}Sr ist hinsichtlich der Strahlenbelastung ungünstig, ^{87m}Sr-Generatoren sind teuer und ^{18}F besitzt für Transporte über größere Entfernungen eine zu kurze Halbwertzeit). Es bieten sich dann ^{99m}Tc-markierte Phosphorverbindungen an (Pyrophosphat, Polyphosphate oder Phosphonate). Die Szintigraphie wird 3–24 Stunden nach i. v. Injektion des Nuklearpharmakons (10 mCi) durchgeführt.

Auswertung: Normalerweise ist das Radionuklid in der Wirbelsäule, an den Enden der langen Röhrenknochen, im Beckengürtel

sowie in den Hüft- und Schultergelenken zu finden (Abb. 58).
Gebiete mit gesteigertem Knochenstoffwechsel – entzündliche,
traumatische, gutartige, bösartige oder metastatische Knochenaffektionen – verraten sich durch erhöhte Aktivitätsspeicherung.
Bei reinen Osteolysen kann das Szintigramm stumm bleiben.

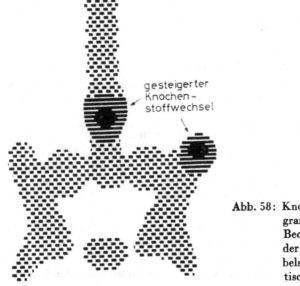

Abb. 58: Knochenszinti-
gramm der
Beckenregion und
der unteren Wir-
belsäule (schema-
tisch).

Szintigramm und Röntgenbild ergänzen sich: Mit dem Szintigramm können Lage und Ausdehnung von Bezirken mit erhöhtem
Knochenstoffwechsel erfaßt werden, jedoch nicht die Art der
zugrundeliegenden Erkrankung. Das Röntgenbild gewährt Aufschluß über die morphologische Knochenstruktur; jedoch werden
Veränderungen im Kalkgehalt dabei erst sichtbar, wenn sie über
30 % betragen. Das Szintigramm bietet daher häufig einen wesentlich früheren Befund als die Röntgenaufnahme (zum Beispiel bei
Knochenmetastasen).
Indikationen: Verdacht auf Knochenmetastasen, zur Frühlokali-
sation entzündlicher Knochenaffektionen, zur Festlegung und
Kontrolle der Therapie sowie zum Ausschluß oder Nachweis eines
gesteigerten Knochenumbaues bei verschiedenen Knochenaffektionen.

4.11.2. Gelenke

Nach i. v. Injektion von ^{131}J- oder ^{99m}Tc-Humanserumalbumin bzw. ^{99m}Tc-Pertechnetat findet sich im Bereich normaler Gelenke nur eine geringe Aktivitätsanreicherung. Bei Gelenkentzündung kommt es zu einer stärkeren Aktivitätsanreicherung im Bereich der betroffenen Gelenke, die durch Messung mit einem Szintillationszähler oder szintigraphisch nachgewiesen werden kann.

4.12. Zentrales Nervensystem

4.12.1. Hirndurchblutung

Gasmethode (Xenon)

^{133}Xe in wäßriger Lösung wird in die Arteria carotis interna injiziert. Das Gas tritt beim Durchströmen der Hirnkapillaren in das Hirngewebe über. Durch das nachströmende xenonfreie Blut (Xenon wird vollständig von den Lungen abgeatmet) wird das Edelgas wieder aus dem Hirngewebe aus„gewaschen"; die Auswaschgeschwindigkeit ist der Durchblutung proportional. Durch mehrere Szintillationszähler über verschiedenen Hirnbezirken oder mit Hilfe der Szintillationskamera kann somit die regionale Verteilung der Durchblutung ermittelt werden.

Partikelmethode (Angioszintigraphie)

Prinzip: Intraarteriell injizierte radioaktive Partikel bleiben in den durchbluteten Kapillaren bzw. Präkapillaren im Versorgungsbereich der betreffenden Arterie stecken. Das Verteilungsmuster der Partikel entspricht der Verteilung der Durchblutung.

Methodik: Es werden markierte Partikel (siehe Perfusions-Lungenszintigraphie, 4.3.2.) in die Arteria carotis communis bzw. interna oder in die Arteria vertebralis injiziert. Unmittelbar danach erfolgt die Szintigraphie der entsprechenden Hirnhälfte in zwei Ebenen.

Auswertung (Abb. 59): Das Hirn-Angioszintigramm gewährt Aufschluß über die kapilläre bzw. präkapilläre Durchblutung (im Gegensatz dazu werden bei der angiographischen Röntgenuntersuchung die größeren Gefäße erfaßt). Hirntumoren weisen je nach Vaskularisation eine verringerte oder – seltener – vermehrte Speicherung auf. Arteriovenöse Shunts (auch funktionelle Shunts auf

Grund weiter Gefäßkaliber) verraten sich durch Mitdarstellung der Lunge.

Die *Treffsicherheit* für Hirntumoren und Gefäßverschlüsse beträgt etwa 75–95 %.

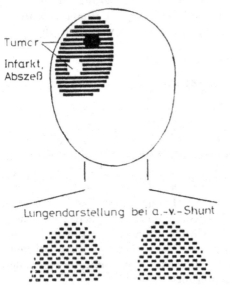

Abb. 59: **Hirnangioszinti-gramm der rechten Hirnhälfte (schematisch).**

4.12.2. Gamma-Enzephalographie (Kartographie)

Prinzip: Bei verschiedenen, sowohl gutartigen als auch bösartigen Hirnprozessen ist die Funktion der Blut-Hirn-Schranke gestört; bestimmte Nuklearpharmaka reichern sich daher in krankhaftem Gewebe an und ermöglichen den topographischen Nachweis durch externe Messung.

Methodik: Es werden etwa 400 μCi ^{131}J-Humanserumalbumin i. v. injiziert. Nach 2 und 24 (eventuell noch 48) Stunden werden mit einem eng kollimierten Szintillationszähler von zahlreichen symmetrisch gelegenen Meßpunkten (Abb. 60, links) die Impulsraten gemessen.

Auswertung (Abb. 60, rechts): Die Impulsratenunterschiede für korrespondierende Meßpunkte jeder Hemisphäre überschreiten normalerweise nicht 15 %. Abweichungen über 25 % sind als sicher pathologisch anzusehen, der Zwischenbereich ist herdverdächtig. Das Verfahren erlaubt nur eine grobe Lokalisation eines Herdes.

Bei bestimmten Tumorlokalisationen (zum Beispiel in der Mittellinie) ist der Nachweis schwierig bzw. nicht möglich.

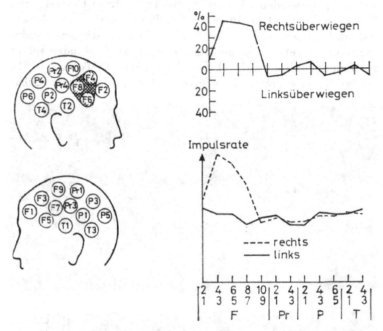

Abb. 60: Gamma-Enzephalographie (Kartographie). Links: Schädel-Seitenbilder mit eingezeichneten Meßpunkten (F = frontal, Pr = präzentral, P = parietal, T = temporal); rechts unten: Impulsraten über den einzelnen Meßpunkten; darüber: prozentuale Impulsraten-Differenzen (auf die höhere Impulsrate bezogen) korrespondierender Meßpunkt beider Seiten. Speichernder Herd im Gebiet F4, F6, F8.

Als Herde kommen entzündliche, degenerative, vaskuläre oder traumatische Prozesse sowie primäre Geschwülste und Metastasen in Frage.

Aus dem Vergleich der Ergebnisse 2 und 24 (bzw. 48) Stunden p. i. ist innerhalb gewisser Grenzen eine Artdiagnostik der Hirntumoren möglich.

Die *Treffsicherheit* dieser einfachen Methode ist sehr hoch. Sie übertrifft mit über 90% hinsichtlich der Orts- und etwa 80% hinsichtlich der Artdiagnose die der Angiographie.

117

4.12.3. Hirnszintigraphie

Prinzip: Siehe Gamma-Enzephalographie (4.12.2.).

Methodik: Es werden 0,5–1 mCi $^{1\varepsilon7}$Hg- bzw. ^{203}Hg-Chlormerodrin, heute bevorzugt etwa 10 mCi ^{99m}Tc-Pertechnetat bzw. -Eisen-Askorbinsäure-Komplex oder ^{113m}In-DTPA (Diäthylen-triamin-pentaessigsäure) i. v. injiziert. 3 bis maximal 15 Stunden später bei Chlormerodrin, $^1/_2$ bis 1 Stunde p. i. bei ^{99m}Tc und ^{113m}In erfolgt die Szintigraphie in mehreren Ebenen (Fixation des Schä-

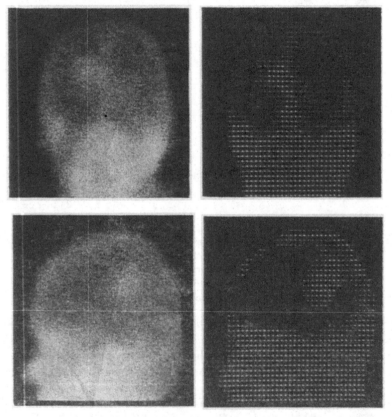

Abb. 61: Hirnszintigramm bei Hirntumor. Oben: von vorn mit der Szintillationskamera aufgenommen; unten: Seitenaufnahme; links:
Originalbilder der Szintillationskamera; rechts: die gleichen
Szintigramme wie links nach Verarbeitung im Magnetkernspeicher.

dels durch spezielles Lagerungskissen). Bei Verdacht auf Tumoren in der Mittellinie und in der hinteren Schädelgrube empfiehlt sich die simultane Anwendung von Chlormerodrin und einem ^{99m}Tc-Präparat.

Auswertung: Genau wie bei der Gamma-Enzephalographie können den Aktivitätsanreicherungen die verschiedensten krankhaften Veränderungen zugrunde liegen. Die Szintigraphie erlaubt jedoch eine wesentlich schärfere Herdabgrenzung (Abb. 61).

Die *Treffsicherheit* erreicht bei Meningiomen und Glioblastomen nahezu 100%, sie ist bei anderen Tumoren (Astrozytome und seltenere Tumoren), die mit einer geringeren Störung der Blut-Hirn-Schranke einhergehen, niedriger. Der Tumornachweis mit der Szintigraphie ist sicherer, die Größen- und Lagebestimmung genauer als mit der Angiographie, im Gegensatz zu vaskulären Veränderungen.

4.12.4. Hirn-Sequenzszintigraphie

Durch mehrere Szintigramme in bestimmten Abständen mit dem Scanner oder besser der Szintillationskamera lassen sich zusätzliche Aufschlüsse über die Geschwindigkeit und den Verlauf der Aktivitätsanreicherung in den interessierenden Herden gewinnen, die in Grenzen eine Artdiagnose erlauben. Die Treffsicherheit ist höher als die der röntgenologischen Verfahren.

4.12.5. Szintigraphie der Liquorräume

Prinzip: Eine in den Liquorraum eingebrachte geeignete radioaktive Substanz verteilt sich durch die Liquorzirkulation in den liquorhaltigen Räumen.

Methodik: Es werden etwa 100 μCi ^{131}J-Humanserumalbumin oder besser etwa 500 μCi ^{169}Yb-DTPA unter Zusatz eines Kortikoids zur Vermeidung von Reizerscheinungen intrathekal (subokzipital oder lumbal) injiziert. Nach 2–24 Stunden erfolgt die Szintigraphie im Schädel- bzw. Wirbelsäulenbereich.

Auswertung: Im Schädelbereich (Ventrikulo-Szintigraphie) stellen sich die Ventrikel und Zisternen dar. Erweiterungen (Hydrocephalus internus) und Verformungen der Liquorräume sowie Störungen der Liquorzirkulation durch entzündliche oder raumfordernde Prozesse lassen sich erkennen. Liquorfisteln können nachgewiesen und lokalisiert werden.

119

Der spinale Liquorraum (Myelo-Szintigraphie) erscheint als zusammenhängendes Aktivitätsband. Prozesse, die den Liquorraum einengen, lassen sich hinsichtlich Höhe und Ausdehnung beurteilen. Der szintigraphische Nachweis eines spinalen Prozesses ist unspezifisch, jedoch derzeit am empfindlichsten, und am ungefährlichsten für den Patienten.

Indikationen: Liquorfisteln, spinale Prozesse.

5. Nuklearmedizinische Therapie

Die Therapie mit offenen Radionukliden ist eine Strahlenbehandlung, deren Vorzüge auf zwei spezifischen Faktoren beruhen:

– Die strahlende Substanz wird *in* oder wenigstens unmittelbar an den zu bestrahlenden Herd gebracht.

– Die maximale Reichweite der zur Strahlentherapie verwendeten β-Strahlen liegt zwischen 2,2 mm (^{131}J) und 8 mm (^{32}P).

Daraus resultiert die Möglichkeit, weitaus höhere Strahlendosen am Herd bei wesentlich geringerer Belastung des übrigen Gewebes zu erzielen als mit der perkutanen Strahlentherapie.

5.1. Radiojod-Therapie

Prinzip: Als Jodid appliziertes ^{131}J wird je nach Funktionszustand der Schilddrüse zu einem mehr oder weniger großen Prozentsatz in diesem Organ akkumuliert. Es resultiert eine gezielte Strahlenbehandlung des Schilddrüsengewebes.

Methodik: Der Patient erhält nüchtern ^{131}J oral verabfolgt. Die Behandlung wird einzeitig oder fraktioniert vorgenommen. Aus Strahlenschutzgründen ist ein stationärer Aufenthalt (je nach applizierter Aktivität einige Tage bis Wochen) erforderlich.

Bei autonomen Adenomen empfiehlt sich die Zufuhr von Trijodthyronin, um eine Radiojodaufnahme durch das übrige Schilddrüsengewebe zu verhindern. Bei malignem Exophthalmus ist eine zusätzliche perkutane Hypophysenbestrahlung angezeigt.

Bei Schilddrüsenkarzinomen und Metastasen muß versucht werden, durch weitestmögliche Entfernung des gesamten Schilddrüsengewebes und durch TSH-Stimulierung eine ausreichend hohe Radiojodaufnahme des Karzinoms bzw. der Metastasen zu erzwingen.

Dosierung: Für die Dosierung spielen individuelle biologische Unsicherheitsfaktoren eine Rolle: die Strahlensensibilität, das Schilddrüsengewicht, die maximale Aufnahme, die effektive Halbwertzeit sowie eine unterschiedliche Speicherung in den einzelnen Parenchymabschnitten.

Im allgemeinen strebt man bei Hyperthyreose eine Strahlendosis für die Schilddrüse von 8000–12000 rd an, bei der euthyreoten Struma 15000–20000 rd, beim autonomen Adenom etwa 30000 rd. Die Strahlendosis der Schilddrüse wird zu etwa 90% von der β-Strahlung beim Zerfall von ^{131}J verursacht, zu etwa 10% von der γ-Strahlung. Für die Strahlendosis gilt bei Vernachlässigung der Aufnahmeperiode:

Strahlendosis der Schilddrüse (rd) =

$$\frac{160 \times \text{Aktivität (mCi)} \times \text{max. Aufnahme (\%)} \times \text{eff. Halbwertzeit}}{\text{Schilddrüsengewicht (g)}}$$

Die maximale Aufnahme und die effektive Halbwertzeit lassen sich aus einem verlängerten Radiojod-Zweiphasenstudium ermitteln; die Werte können sich jedoch bei Applikation von Aktivitäten im therapeutischen Bereich ändern.

Das Schilddrüsengewicht kann aus der Szintigrammfläche abgeschätzt werden:

Schilddrüsengewicht (g) $= 0,33 \sqrt{\text{Szintigrammfläche (cm}^2)^3}$

Bei Karzinomen und Metastasen ist eine Dosisberechnung kaum möglich; es erfolgen Einzelgaben von 100–200 mCi, die in etwa dreimonatigen Abständen so lange fortgesetzt werden, bis im Karzinom bzw. in den Metastasen keine Radiojod-Speicherung mehr nachzuweisen ist.

Behandlungsergebnis: Auf Grund der Strahlenwirkung wird das Funktionspotential der Schilddrüse herabgesetzt. Morphologisch kommt es zu degenerativen Veränderungen an den Zellen, an der Interzellulärsubstanz und am Gefäßsystem, die schließlich zu Bindegewebsentwicklung und Vernarbung und damit zu einer Verkleinerung der Schilddrüse führen.

Der Rückbildungsprozeß dauert bei diffusen Strumen etwa sechs Monate, bei Knotenstrumen länger. Eine Remission der Hyperthyreose ist stets zu erreichen. Hinsichtlich des Exophthalmus wird fast immer ein günstiger Effekt erzielt; eine Zunahme ist nur sehr selten zu beobachten.

Die Behandlungserfolge bei Schilddrüsenkarzinomen und Metastasen sind je nach Differenzierungsgrad der Neoplasmen unterschiedlich. Der Anteil der jodspeichernden Karzinome und Metastasen ist nur gering. In den erfolgreichen Fällen kommt es zum vollständigen Verschwinden der Tumorsymptome.

Risiken: Früher diskutierte Bedenken hinsichtlich strahleninduzierter Karzinome oder Leukämien müssen auf Grund des heute im Weltmaßstab übersehbaren großen Patientengutes mit langer Nachbeobachtung als unbegründet gelten. In genetischer Hinsicht zwingt die Gonadendosis von 0,13–6,6 rd/mCi zu strenger Indikationsstellung im generationsfähigen Alter.

Nach der Radiojod-Therapie der Hyperthyreose, seltener der euthyreoten Struma kann die Schilddrüse in einen hypothyreoten Funktionszustand übergehen; bei der Karzinombehandlung ist das zwangsläufig der Fall. Selten und nur vorübergehend sind eine Strahlenthyreoiditis sowie Blutbildveränderungen zu beobachten.

Vorzüge: Die Behandlung ist elegant und für den Patienten kaum belastend; alle Operationsrisiken werden vermieden (Mortalität, Schädigung der Nachbarorgane, zum Beispiel Epithelkörperchen, Nerven).

Indikationen: Hyperthyreose mit und ohne Struma, Rezidivstrumen, autonome Adenome, euthyreote Strumen mit Beeinträchtigung der Nachbarorgane. Bei diesen Indikationen werden mit der Radiojod-Therapie Patienten behandelt, die das 40. Lebensjahr überschritten haben, jüngere nur in besonderen Fällen. Weitere Indikationen sind radiojodspeichernde Karzinome und Metastasen.

Kontraindikationen: Schwangerschaft und Stillzeit.

5.2. Radiophosphor-Therapie der Polycythaemia vera

Prinzip: Radiophosphor wird bevorzugt durch Gewebe mit intensivem Phosphorumsatz (Knochenmark, Leber, Lymphknoten, Milz) aufgenommen und in die Nukleoproteide der Zellkerne eingebaut. Damit sind die kernhaltigen Blutzell-Vorstufen einer verstärkten Strahlenwirkung ausgesetzt. Als Wirkungsmechanismen werden direkter Einfluß der Strahlung, Transmutation und der biochemische Effekt des beim Kernzerfall entstehenden, normalerweise nicht in den Nukleinsäuren enthaltenen stabilen Schwefels angesehen.

Methodik: Es wird ^{32}P als Natriumphosphat ($Na_2H^{32}PO_4$) intravenös injiziert. Ein vorangehender Aderlaß (etwa 400 ml) soll als Regenerationsreiz dienen und Ausmaß sowie Geschwindigkeit der ^{32}P-Aufnahme in die Blutzellvorstufen steigern.

Dosierung: Es werden 3–6 mCi ^{32}P appliziert. Als Strahlendosis im Knochenmark können etwa 30 rd/mCi, als Ganzkörperdosis etwa 10 rd/mCi angenommen werden.

Behandlungsergebnis: Durch die Drosselung der Blutneubildung kommt es zu einer eindrucksvollen Senkung der Blutzellwerte, zuerst der Leukozyten und Thrombozyten (kürzere Lebensdauer im Vergleich zu Erythrozyten), dann der Erythrozyten sowie der Hämoglobin- und Hämatokritwerte. Das Behandlungsergebnis (Senkung der Blutzellwerte, des Erythrozytenvolumens und des Hämoglobins, Rückbildung der Milz- und Lebervergrößerung usw.) läßt sich erst nach etwa drei Monaten eindeutig beurteilen. Im allgemeinen kommt es bereits vorher zu einer subjektiven Besserung des Allgemeinbefindens der Patienten und zu einer Verringerung der Thrombosegefahr.

Bei ungenügendem Behandlungserfolg oder bei Rezidiven kann die Behandlung mehrmals wiederholt werden. Es empfiehlt sich, die Intervalle zwischen den Behandlungen möglichst groß zu halten und die Dosis nur sehr langsam zu steigern.

Risiken: Als Ausdruck einer Knochenmarkinsuffizienz können Thrombo- und/oder Leukopenie auftreten, in der Regel jedoch nur passager. Übergänge in myeloische Leukämie oder Osteomyelofibrose sind selten und wahrscheinlich nicht als Therapiefolge, sondern als Finalstadium des Grundleidens aufzufassen.

Vorzüge: Mit der ^{32}P-Therapie können langanhaltende, symptomfreie Remissionen erzielt und die Gefahr lebensbedrohlicher Komplikationen (besonders Durchblutungsstörungen, Thrombose und Embolie) wesentlich vermindert werden.

Indikationen: Polycythaemia vera; zum Teil auch chronische Lymphadenose.

5.3. Intrakavitäre Bestrahlung

Die intrakavitäre Instillation von markierten Kolloiden (^{198}Au, ^{90}Y, ^{32}P) wurde erfolgreich zur Behandlung von Pleura- und

Peritonealergüssen eingesetzt. Da eine Behandlung auch mit der Chemotherapie möglich ist, hat die intrakavitäre Bestrahlung keine größere Verbreitung erlangt.

5.4. Endolymphatische Therapie

Prinzip: Ein β-strahlendes Radionuklid wird an eine Trägersubstanz gebunden, die die Lymphbahn nicht verläßt. Wird diese Substanz in die Lymphbahn gedrückt, so füllt sie – wie bei der Lymphangiographie – die Lymphknoten auf, soweit die Lymphwege durchlässig sind, und erzeugt in den Lymphknoten durch das mitgeführte Radionuklid eine sehr hohe therapeutische Strahlendosis.

Methodik: Die Applikationstechnik ist die gleiche wie bei der Lymphangiographie. Mit Hilfe einer Infusionsmaschine werden in ein freipräpariertes Lymphgefäß auf jedem Fußrücken etwa 20 mCi ^{131}J-Lipiodol oder etwa 2,5 mCi ^{32}P-Tri-n-octylphosphat in einem Volumen von je 2,5 cm^3 verabfolgt (andere Autoren geben bis zu 10 cm^3 an). Das Phosphorpräparat wird wegen der härteren β-Strahlung zunehmend bevorzugt.

Behandlungsergebnis: Nach der endolymphatischen Therapie kommt es zu einer deutlichen Verkleinerung der radionuklidspeichernden normalen und pathologisch vergrößerten Lymphknoten.

Risiken: Bei Applikation größerer Volumina besteht die Gefahr des Übertritts (Spill-over) des Nuklearpharmakons über den Ductus thoracicus in die Lunge mit einer erhöhten Strahlenbelastung der Lunge (bis zu 1000 rd) als Folge. Ist das angewendete Volumen zu niedrig, füllen sich möglicherweise die paraortalen Lymphknoten nicht.

Vorzüge: Es lassen sich in den Lymphknoten Strahlendosen bis zu 300 000 rd (!) bei weitgehender Schonung des umgebenden Gewebes erreichen.

Kombination mit perkutaner Strahlentherapie: Im allgemeinen wird die endolymphatische Therapie mit perkutaner Strahlentherapie kombiniert. Eine perkutane Strahlentherapie der abdominalen Lymphknoten darf erst nach der endolymphatischen Therapie erfolgen, da sonst die Durchgängigkeit der Lymphbahnen beeinträchtigt werden kann. Endolymphatische Therapie und perkutane Mediastinalbestrahlung dürfen mit Rücksicht auf die Strahlenbelastung der Lunge nur im zeitlichen Abstand von mehreren Monaten erfolgen.

Indikationen: Bei Lymphogranulomatose, Lymphosarkomatose, Retikulosarkomatose und Melanomen der unteren Extremitäten zur Behandlung von noch unauffälligen Lymphknoten, mit deren Befall jedoch gerechnet werden muß; zur palliativen Behandlung in fortgeschrittenen Stadien.

6. Strahlenschutz

Die Anwendung ionisierender Strahlung birgt stets eine mögliche
Gefährdung von Personen in sich; Risiken sowohl für die Einzelperson als auch für die Gesamtbevölkerung, sowohl in somatischer
als auch in genetischer Hinsicht. Diese Risiken müssen getragen
werden, da man heute auf den großen Nutzen, den die Anwendung
ionisierender Strahlung in Naturwissenschaft, Technik und Medizin mit sich bringt, nicht mehr verzichten kann. Es ist jedoch
stets zu fordern, daß die Strahlenbelastung so gering wie möglich
gehalten und sorgfältig gegen den für die Einzelperson und die
Gesellschaft erzielbaren Nutzen abgewogen wird.

6.1. Dosisbegriffe

Energiedosis

Für die Strahlenwirkung spielt nur die in der Materie tatsächlich
absorbierte Strahlenenergie eine Rolle. Als Energiedosis ist daher
die pro Masseneinheit absorbierte Strahlenenergie mit der Einheit
1 Joule pro Kilogramm (J/kg) definiert. Gebräuchlicher ist die
Einheit Rad (*r*adiation *a*bsorbed *d*ose, Symbol rd). Es gilt:

$$1 \text{ rd} = 0{,}01 \text{ J/kg} = 100 \text{ erg/g} \ .$$

Ionendosis (Exposition)

Da die Energiedosis schwer meßbar ist, bestimmt man meistens
die leichter meßbare (nur für Gamma- und Röntgenstrahlung definierte) Ionendosis (Exposition), die auf die Ionisation der Luft bezogen ist, mit der Einheit 1 Röntgen (R). Die Ionendosis 1 R bedeutet, daß durch die Strahlung in 1 kg Luft positive und negative
Ionen mit einer Gesamtladung von je $2{,}58 \times 10^{-4}$ C (Coulomb =
Amperesekunden) erzeugt werden:

$$1 \text{ R} = 2{,}58 \times 10^{-4} \text{ C/kg} \ .$$

Die direkte Messung der Ionendosis erfolgt mit Ionisationskammer-Dosimetern. Mit Hilfe eines (energie- und ordnungszahlabhängigen) Umrechnungsfaktors kann aus der Ionendosis die Energiedosis berechnet werden. Der Umrechnungsfaktor beträgt für Quantenenergien oberhalb 150 keV für alle Gewebe, für Quantenenergien unterhalb 150 keV nur für Weichteilgewebe etwa 1, das heißt, in diesen Grenzen gilt näherungsweise:

$$1 \text{ rd} \triangleq 1 \text{ R} .$$

Dosisäquivalent

Zwischen Energiedosis und biologischer Wirkung besteht kein einfacher Zusammenhang; er hängt von der Strahlenart und -energie, vom Objekt und von der beobachteten Reaktion ab. Für Strahlenschutzzwecke wurde ein *Qualitätsfaktor* eingeführt, mit dem die Energiedosis zu multiplizieren ist. Man erhält dann ein Dosisäquivalent, das der biologischen Wirkung Rechnung trägt. Einheit des Dosisäquivalents ist das Rem (roentgen equivalent *men*, Symbol rem). Das Dosisäquivalent 1 rem bei beliebiger Strahlung ruft die gleiche biologische Wirkung hervor (aus der Sicht des Strahlenschutzes und bei Langzeitbestrahlung), wie die Dosis 1 rd bei Gamma- oder Röntgenstrahlung. Für die in der Nuklearmedizin verwendeten Strahlenarten ist der Qualitätsfaktor gleich 1, und es gilt:

$$1 \text{ rem} = 1 \text{ rd} .$$

Dosisleistung

Unter Dosisleistung versteht man die Dosis pro Zeiteinheit. Die Energiedosisleistung wird in rd/sec (bzw. in den abgeleiteten Einheiten rd/min, rd/h usw.), die Ionendosisleistung in R/sec (bzw. in R/min, R/h usw.) angegeben.

Dosiskonstante

Die Dosiskonstante ist eine für jedes Radionuklid charakteristische Größe. Sie gibt an, welche Ionendosisleistung (R/h) das betreffende Nuklid (Aktivität 1 mCi) – als punktförmige Strahlenquelle gedacht – in 1 cm Entfernung durch die Quantenstrahlung erzeugt.[1]) Da die Ionendosisleistung proportional der Aktivität

---

[1]) Mitunter wird die Dosiskonstante auch auf 1 Ci in 1 m Abstand bezogen; die Zahlenwerte betragen dann nur $^1/_{10}$ derjenigen nach obiger Definition.

und umgekehrt proportional dem Quadrat des Abstands (Abstands-Quadrat-Gesetz) ist, gilt für beliebige Aktivitäten und Abstände:

$$\text{Ionendosisleistung (R/h)} = \text{Dosiskonstante} \left(\frac{\text{Rcm}^2}{\text{mCih}} \right) \times \frac{\text{Aktivität (mCi)}}{\text{Quadrat des Abstands (cm}^2\text{)}}$$

Diese Beziehung spielt bei Abschätzungen der Strahlenbelastung eine wichtige Rolle. Zahlenwerte der Dosiskonstante sind in Tabelle 1 (Anhang) angeführt.

6.2. Strahleneinflüsse

Der menschliche Organismus ist den verschiedensten äußeren und inneren Strahlenquellen ausgesetzt, die man in natürliche und künstliche Strahlenquellen einteilt.
Zu den natürlichen Strahlenquellen gehören

– terrestrische Quellen: die natürlichen Radionuklide (^{238}U, ^{235}U, ^{232}Th und deren radioaktive Tochternuklide, einige Radioisotope der seltenen Erden, ferner ^{115}In, ^{87}Rb, ^{40}K u. a.), deren Strahlung von außen oder nach Inkorporation von innen auf den Organismus einwirkt,
– kosmische Quellen, deren Strahlung direkt oder über Sekundärstrahlung durch Wechselwirkungsprozesse mit der Materie zur Strahlenbelastung beiträgt.

Im Mittel können als natürliche Strahlenbelastung etwa 150 mrem pro Jahr angenommen werden; die auftretenden individuellen und lokalen Unterschiede sind groß. Zu dieser unvermeidlichen natürlichen Strahlenbelastung tritt noch die Belastung durch künstliche Strahlenquellen:

– Strahlenquellen für naturwissenschaftlich-technische Zwecke,
– Strahlenquellen für medizinische Anwendungen,
– Kernwaffen.

Den weitaus größten Anteil an der zivilisatorischen Strahlenbelastung liefern gegenwärtig die Röntgenuntersuchungen; ihr Anteil beträgt größenordnungsmäßig 50 mrem/a; die Angaben verschiedener Autoren weisen größere Unterschiede auf.
Die Kernwaffenversuche, besonders in der Atmosphäre, verursachen eine weltweite Kontamination der Biosphäre (radioaktiver

Fallout, Trinkwasser, Pflanzen, Tiere). Die dadurch hervorgerufene Strahlenbelastung des Menschen beträgt bereits einige mrem/a. Dem „Vertrag über das Verbot der Kernwaffenversuche in der Atmosphäre, im Weltraum und unter Wasser" vom 10. Oktober 1963 kommt daher auch in dieser Hinsicht größte Bedeutung zu.

6.3. Gesetzliche Bestimmungen

Die Strahlenschutzgesetzgebung dient dem Schutz der Einzelperson und der Gesamtbevölkerung vor somatischen und genetischen Schäden. Die gesetzlichen Bestimmungen der meisten Länder basieren auf Empfehlungen der ICRP (International Commission on Radiological Protection) und der IAEA (Internationale Atomenergie-Behörde). Für beruflich strahlenexponierte Personen wurden als maximal zulässige Dosis 5 rem/a festgelegt, als genetisches Dosislimit für die Gesamtbevölkerung eine durchschnittliche Dosis von 5 rem in 30 Jahren. Bei Einhaltung dieser Grenzwerte sind Schädigungen von Personen und signifikante Auswirkungen auf die Erbmasse der Gesamtbevölkerung nach dem gegenwärtigen Stand der Erkenntnisse sehr unwahrscheinlich.
In der BRD wird der Strahlenschutz gesetzlich durch die „Erste Verordnung über den Schutz vor Schäden durch Strahlen radioaktiver Stoffe (Erste Strahlenschutzverordnung)" in der Fassung vom 15. Oktober 1965 (BGBl. I, S. 1653) sowie durch die „Verordnung über den Schutz vor Schäden durch ionisierende Strahlen in Schulen (Zweite Strahlenschutzverordnung)" vom 18. Juli 1964 (BGBl. I, S. 500) geregelt. Für den medizinischen Bereich sind darüber hinaus die „Richtlinien für den Strahlenschutz bei Verwendung radioaktiver Stoffe im medizinischen Bereich", Heft 29, 1973, Schriftenreihe Strahlenschutz des Bundesministers des Innern, gültig. Die entsprechenden Gesetze in der DDR sind die „Verordnung über den Schutz vor der schädigenden Einwirkung ionisierender Strahlung – Strahlenschutzverordnung –" in der Neufassung vom 26. 11. 1969 (GBl. II, S. 627) und die dazu gehörende „Erste Durchführungsbestimmung" vom 26. 11. 1969 (GBl. II, S. 635) sowie die „Arbeitsschutzanordnung 982" vom 22. 1. 1971 (GBl.-Sonderdruck Nr. 695) und die „Anordnung über die ärztliche Überwachung beruflich strahlenexponierter Personen und anderer Gruppen strahlenexponierter Personen aus der Bevölkerung" vom 29. 9. 1970 (GBl. II, S. 581).

6.4. Grundsätze des Strahlenschutzes

Oberste Grundsätze des Strahlenschutzes sind:

– geringstmögliche äußere und innere Strahlenbelastung beruflich strahlenexponierter Personen, der Patienten bei medizinischer Anwendung ionisierender Strahlung und der Gesamtbevölkerung
– Anwendung der geringstmöglichen Aktivitäten und von Radionukliden mit möglichst niedriger Radiotoxizität,
– Abgabe geringstmöglicher Aktivitäten an die Umgebung.

Zur Gewährleistung dieser Forderungen verlangt der Gesetzgeber:

– eine ausreichende Qualifikation der Mitarbeiter,
– die Erfüllung bestimmter bautechnischer Anforderungen,
– die Nachweisführung über radioaktive Stoffe,
– eine spezielle Arbeitsordnung,
– die Kennzeichnung von Räumen, in denen sich radioaktive Stoffe befinden.

Nur bei Erfüllung dieser Voraussetzungen wird die Genehmigung zum Umgang mit offenen radioaktiven Stoffen erteilt.

Darüber hinaus ist bei nuklearmedizinischen Untersuchungen nur die Verwendung von Geräten, deren Empfindlichkeit dem modernsten Stand entspricht (Verwendung entsprechend niedriger Aktivitäten!) mit den Grundsätzen des Strahlenschutzes vereinbar.

6.5 Grundregeln für das Arbeiten mit offenen radioaktiven Stoffen

Beim Arbeiten mit offenen Radionukliden müssen bestimmte Grundregeln befolgt werden, um den Strahlenschutz für Personal, Patienten und Gesamtbevölkerung ausreichend zu gewährleisten.

6.5.1. Personal

Es gibt drei Möglichkeiten, die äußere Strahlenbelastung zu reduzieren:

Abstand: Die von (nahezu punktförmigen) Strahlenquellen verursachte Strahlenbelastung nimmt mit dem Quadrat des Abstandes ab.

Arbeitsorganisation: Die akkumulierte Dosis ist um so niedriger, je kürzer die Expositionsdauer ist. Daher ist zügiges Arbeiten erforderlich; alle Arbeitsgänge müssen optimal organisiert und gut geübt sein (zum Beispiel mit inaktiven Substanzen). Im Raum darf sich nur die benötigte Aktivität befinden.

131

Abschirmung: Durch geeignete Abschirmmaßnahmen (Kontainer, Bleischutzwände, Bleiglasfenster) kann die Strahlungsintensität um Größenordnungen geschwächt werden.

Schutz vor äußerer und innerer Kontamination bieten:

Ordnung und Sauberkeit: Durchführung der Arbeiten mit größter Sorgfalt auf möglichst kleiner Arbeitsfläche, Verwendung von Schalen und Tabletts mit hochgezogenem Rand und andere Maßnahmen setzen die Gefahr einer Kontamination herab.

Schutzkleidung: Beim Arbeiten mit offenen radioaktiven Stoffen ist die entsprechende Schutzkleidung zu tragen; Art und Umfang sind in der speziellen Arbeitsordnung festgelegt. Minimalforderungen sind Laborkittel und Schutzhandschuhe.

Vermeidung innerer Kontamination: Essen, Trinken, Rauchen, Gebrauch von Kosmetika, Berühren von Gegenständen mit dem Mund (Pipettieren) und andere Handlungen, die die Gefahr einer inneren Kontamination mit sich bringen, sind verboten.

Abzug: Bei allen Arbeiten ist die Be- und Entlüftung einzuschalten. Arbeiten, bei denen radioaktive Gase, Aerosole und Stäube entstehen können, sind in Abzügen oder Boxen auszuführen.

Beseitigung von Kontaminationen: Kontaminationen sind sofort dem verantwortlichen Mitarbeiter und dem Strahlenschutzbeauftragten zu melden und mit zweckmäßigen Mitteln zu beseitigen.

Vorsicht bei radioaktiven Körperausscheidungen: Ausscheidungen (Urin, Stuhl, Erbrochenes) von Patienten, die hohe Aktivitäten (insbesondere zur Therapie) erhielten, können unter Umständen stark radioaktiv sein und sind entsprechend zu behandeln.

Die Wirksamkeit der genannten Maßnahmen muß durch Strahlenschutzmessungen kontrolliert werden:

Ortsdosimetrie: Bei Kenntnis der Dosisleistung an den Arbeitsplätzen ist eine Abschätzung der zu erwartenden Strahlenbelastung möglich. Da die Aktivitäten nicht gleichbleiben (physikalischer Zerfall, Verbrauch), ist meistens nur eine Abschätzung oberer Grenzwerte sinnvoll.

Personendosimetrie: Mit den gesetzlich vorgeschriebenen Filmdosimetern (gegebenenfalls durch Kondensatordosimeter ergänzt) wird die Strahlenbelastung der einzelnen Mitarbeiter laufend überwacht.

Kontaminationskontrolle: Die Kontaminationskontrolle dient dem qualitativen und quantitativen Nachweis von radioaktiven Verunreinigungen (Arbeitsplätze, Kleidung, Personen usw.).

Inkorporationskontrolle: Eine Inkorporation liegt dann vor, wenn radioaktive Stoffe in das Blut-, Lymph- oder Liquorsystem eingedrungen sind. Der Nachweis von Inkorporationen erfordert empfindliche Methoden der Messung. In der Nuklearmedizin besteht gegenwärtig die größte Inkorporationsgefahr beim Arbeiten mit Radiojod; die Inkorporationskontrolle erfolgt durch Messung der Schilddrüsen-Aufnahme.

6.5.2. Patienten

In der Nuklearmedizin ist eine innere Strahlenbelastung der Patienten (ausgenommen die in-vitro-Diagnostik) unvermeidlich. Eine direkte Messung der Strahlendosis durch inkorporierte Radionuklide ist nicht möglich. Die Strahlendosis in bestimmten Organen, Körperteilen oder dem ganzen Körper läßt sich jedoch unter bestimmten Voraussetzungen rechnerisch ermitteln.

Man unterscheidet für die Dosisberechnung zwischen Strahlung, die praktisch am Entstehungsort absorbiert wird (β^--, β^+-Strahlung, Konversions- und Augerelektronen sowie γ- und charakteristische Röntgenstrahlung mit Quantenenergien bis 10 keV) und durchdringungsfähigerer Strahlung (γ- und charakteristische Röntgenstrahlung mit Quantenenergien über 10 keV sowie Vernichtungsstrahlung).

Im ersten Fall ist – homogene Aktivitätsverteilung vorausgesetzt – die pro Gramm Gewebe absorbierte Energie gleich der Energie, die pro Gramm emittiert wird. Mit zahlreichen Umrechnungen (MeV in erg, μCi in Zerfälle pro Tag usw.) erhält man

Strahlendosis (rd) =

73,8 × mittl. Strahlungsenergie (MeV) × anfängl. Aktivitätskonzentration (μCi/g) × eff. Halbwertzeit (d)

Bei den durchdringungsfähigeren Strahlungen ist die Berechnung komplizierter, da nur ein Teil der emittierten Strahlungsenergie im betrachteten Gewebe absorbiert wird. Der absorbierte Anteil hängt von der Quantenenergie und von den Organabmessungen ab. Im Schrifttum liegen hierfür Tabellen vor.

133

Man kann auch von der Dosiskonstante (siehe 6.1.) ausgehen und erhält – wiederum für homogen verteilte Aktivität –:

Strahlendosis (R) =
34,6 × **Dosiskonstante (Rcm²/mCih)** × **anfängl. Aktivitätskonzentration (mCi/g)** × **eff. Halbwertzeit (d)** × **Geometriefaktor**

Der Geometriefaktor hängt von den Organabmessungen ab. Für geometrisch einfache Körper (Kugel, Zylinder, Rotationsellipsoid) ist der Geometriefaktor tabelliert. Für jedes Organ wird der geometrisch ähnlichste dieser Körper gewählt; in der Praxis liegen die Geometriefaktoren zwischen 15 (kleine Schilddrüse) und etwa 200 (Ganzkörper).

Die Strahlenbelastung für den Patienten läßt sich reduzieren durch:

– Wahl eines Radionuklids mit niedrigem Anteil an Korpuskularund weicher Quantenstrahlung. Diese Strahlungen tragen nicht zur Messung bei (Ausnahme: Probenmessung bei reinen β-Strahlern), verursachen jedoch häufig den Hauptanteil der Strahlenbelastung.
– Verwendung möglichst niedriger Aktivität. Voraussetzung dafür sind höchstempfindliche Meßgeräte.
– Verwendung von Nuklearpharmaka mit kurzer effektiver Halbwertzeit, das heißt mit kurzer biologischer Halbwertzeit des Pharmakons oder mit kurzer physikalischer Halbwertzeit des markierenden Nuklids (siehe 2.4.).
– Schutz des kritischen Organs (dessen Strahlenbelastung für den Organismus am schwerwiegendsten ist).

Einen Überblick über die bei den einzelnen Untersuchungen zu erwartenden Strahlenbelastungen gewährt die Tabelle 2 (Anhang). Wie die Aufstellung ausweist, liegen die Strahlenbelastungen, besonders der Gonaden, häufig weit unter denen, die durch Röntgenuntersuchungen der gleichen Organe verursacht werden; zum Beispiel beträgt die Strahlenbelastung bei der Isotopennephrographie nur einige Prozent derjenigen bei der i. v.-Pyelographie. Bei der nuklearmedizinischen Therapie ist es unvermeidlich, daß neben dem zu bestrahlenden Organ auch der übrige Körper eine nicht zu vernachlässigende Strahlendosis erhält. In genetischer Hinsicht müssen daher Konsequenzen in Kauf genommen werden (erhöhtes Mutationsrisiko bei weiterer Nachkommenschaft).

6.5.3. Gesamtbevölkerung

Für den Strahlenschutz der Gesamtbevölkerung ist es notwendig,

– den allgemeinen Zugang zu allen Räumen, in denen Strahlung von Radionukliden auftritt, zu verhindern,

– Patienten, die durch inkorporierte Radionuklide Strahlung größerer Intensität aussenden oder Radionuklide in höherer Konzentration ausscheiden, so lange stationär aufzunehmen, bis eine Strahlengefährdung der Umgebung durch diese Patienten nicht mehr gegeben ist,

– feste radioaktive Abfälle nur dann als gewöhnliche Abfälle zu behandeln, wenn die Aktivitäten die zulässigen Werte nicht überschreiten; anderenfalls müssen die Abfälle als radioaktiver Abfall behandelt und erfaßt werden,

– flüssige radioaktive Abfälle nur dann in die öffentliche Kanalisation einzuleiten, wenn dabei die maximal zulässige Konzentration im Abwasser (gemessen im letzten Sichtschacht der Einrichtung) nicht überschritten wird,

– radioaktive Gase, Aerosole und Stäube mit geeigneten Filtern abzufangen, wenn die maximal zulässigen Werte für diese Verunreinigungen überschritten werden.

Tabelle 1 Physikalische Daten der Radionuklide, die in der Nuklearmedizin am häufigsten angewendet werden.

Unter Zerfallsart bedeuten EE = Elektronen-Einfang, IÜ = isomerer Übergang. In die mittlere Teilchenenergie pro Zerfall (E_{mtl}) wurden Quantenenergien unter 10 keV mit eingeschlossen.

Nuklid	Halbwert- zeit	Zer- falls- art	Energien in MeV (in Klammern Häufigkeit pro 100 Zerfälle)			Dosis- kon- stante $\dfrac{\text{Rcm}^2}{\text{mCih}}$
			Teilchen		Quanten	
			$E_{\beta max}$	E_{mtl}	E_γ	
^{198}Au	2,7 d	β^-	0,962 (99)	0,334	0,412 (96)	2,44
^{11}C	20,5 min	β^+	0,960 (100)	0,384	0,511 (200)	6,0
^{14}C	5730 a	β^-	0,156 (100)	0,049	–	–
^{57}Co	270 d	EE	– (100)	0,023	0,122 (87) 0,136 (10) u. weitere	0,57
^{58}Co	71 d	β^+ EE	0,485 (15) – (85)		0,511 (30) 0,805	5,3
^{1}Cr	27,8 d	EE	– (100)	0,005	0,320 (9)	0,19
^{18}F	110 min	β^+ EE	0,650 (97) – (3)	0,242	0,511 (194)	5,79
^{59}Fe	45 d	β^-	0,273 (45) 0,475 (53) u. weitere	0,120	1,095 (56) 1,292 (43) u. weitere	6,48
^{68}Ga	68 min	β^+ EE	1,894 (86) u. weitere – (12)	0,717	0,511 (176) u. weitere	5,47
^{3}H	12,3 a	β^-	0,019 (100)	0,006	–	–
^{197}Hg	65 h	EE	– (100)	0,073	0,077 (19) u. weitere Au-K-Strlg.: 0,068 (56) 0,079 (16)	0,38

| Nuklid | Halbwert-zeit | Zer-falls-art | Energien in MeV (in Klammern Häufigkeit pro 100 Zerfälle) | | | Dosis-kon-stante Rcm² |
| | | | Teilchen | | Quanten | mCih |
			$E_{\beta max}$	E_{mtl}	E_γ	
^{203}Hg	47 d	β^-	0,213 (100)	0,087	0,279 (82)	1,3
^{113m}In	100 min	IÜ	–	0,131	0,393 (65)	1,84
^{125}J	60 d	EE	– (100)	0,021	0,035 (7) Te-K-Strlg.: 0,027 (112) 0,031 (24)	0,6
^{131}J	8,05 d	β^-	0,330 (7) 0,606 (90) u. weitere	0,193	0,284 (5) 0,364 (83) 0,637 (7) u. weitere	2,3
^{132}J	2,3 h	β^-	0,80 (21) 1,61 (21) 2,14 (18) u. weitere	0,478	0,67 (122) 0,773 (80) u. weitere	10,1
^{32}P	14,3 d	β^-	1,710 (100)	0,695	–	–
^{35}S	87 d	β^-	0,167 (100)	0,05	–	–
^{75}Se	120 d	EE	– (100)	0,014	0,136 (56) 0,265 (59) 0,280 (25) u. weitere	2,15
^{85}Sr	64 d	EE	– (100)	0,009	0,514 (99)	2,99
^{87m}Sr	2,83 h	IÜ EE	– (99) – (1)	0,069	0,388 (82)	1,9
^{99m}Tc	6 h	IÜ	– (100)	0,017	0,141 (88) u. weitere	0,67
^{133}Xe	5,3 d	β^-	0,347 (100)	0,135	0,081 (31) Cs-K-Strlg.: 0,03 (53)	0,14

Tabelle 2: Strahlenbelastung bei nuklearmedizinischen Untersuchungen. Auf Grund der großen individuellen Schwankungsbreite sind die Zahlenangaben als Richtwerte anzusehen.

Untersuchung Nuklearpharmakon	übliche Aktivität (μCi)	Strahlenbelastung in Rad	
		kritisches Organ	Gonaden
Schilddrüsen-Funktionsprüfung:			
$Na^{131}J$	10	Schilddrüse: 15	0,02
Schilddrüsen-Szintigraphie:			
$Na^{131}J$	30	Schilddrüse: 50	0,05
^{99m}Tc-Pertechnetat	1500	Dickdarm: 0,3	0,02
Radiokardiographie:			
^{131}J-Albumin	25	Schilddrüse, blockiert: 0,7	0,05
^{99m}Tc-Albumin	1000	Blut: 0,05	0,04
^{113m}In-Chlorid	1000	Blut: 0,05	0,04
^{51}Cr-Erythrozyten	200	Leber: 0,4 Milz: 8	0,05
Lungen-Ventilationsprüfung:			
^{133}Xe	1000	Lunge: 0,3	0,015
Lungen-Perfusionsprüfung:			
^{133}XE	1000	Lunge: 0,3	0,015
Ventilations-Lungenszintigraphie:			
^{99m}Tc-Albumin	1000	Lunge: 0,1	0,005
Perfusions-Lungenszintigraphie:			
^{131}J-Albumin-Partikel	250	Lunge: 0,3; Schilddrüse, blockiert: 7	0,2
^{99m}Tc-Albumin-Partikel	750	Lunge: 0,3	0,015
^{113m}In-Albumin-Partikel	750	Lunge: 0,4	0,015
^{113m}In-Eisenhydroxid	750	Lunge: 0,4	0,015
Leber-Funktionsprüfung:			
^{198}Au-Kolloid	20	Leber, Milz: 0,5	0,015
^{131}J-Bengalrosa	30	Leber: 0,05	0,015
^{131}J-Bromsulphalein	30	Leber: 0,05	0,015
Leber-Szintigraphie:			
^{198}Au-Kolloid	200	Leber, Milz: 5	0,1
^{99m}Tc-Schwefel-Kolloid	1000	Leber, Milz: 0,3	0,015
^{113m}In-Hydroxid-Kolloid	2000	Leber, Milz: 1	0,02

Untersuchung Nuklearpharmakon	übliche Aktivität (μCi)	Strahlenbelastung in Rad kritisches Organ	Gonaden
[131]J-Albumin-Partikel	100	Schilddrüse, blockiert: 2 Leber: 0,1	0,05
[113m]In-Albumin-Partikel	1000	Leber: 0,5	0,01
[131]J-Bengalrosa	150	Leber: 0,3	0,02
[131]J-Bromsulphalein	150	Leber: 0,3	0,02
Milz-Funktionsprüfung:			
[51]Cr-Erythrozyten, alteriert	100	Milz: 3	0,03
[99m]Tc-Erythrozyten, alteriert	100		
Milz-Szintigraphie:			
[51]Cr-Erythrozyten, alteriert	400	Milz: 10	0,1
[99m]Tc-Erythrozyten, alteriert	700		
[197]Hg-Erythrozyten, alteriert	200	Milz: 0,4; Nieren: 4	
Pankreas-Szintigraphie:			
[75]Se-Methionin	250	Leber: 0,1 Pankreas: 0,7 Nieren: 12	1,0
Nieren-Funktionsprüfung:			
[131]J-Hippurat	30	Nieren: 0,02; Blase: 0,1; Schilddrüse: 2	0,003
[51]Cr-EDTA	300	Nieren: 0,02	0,003
Nieren-Szintigraphie:			
[197]Hg-Chlormerodrin	200	Nieren: 5	0,02
[203]Hg-Hydroxymersalyl	200	Nieren: 20	0,1
[99m]Tc-Eisenkomplex	1500	Nieren: 0,8	0,02
Bestimmung des Erythrozytenvolumens:			
[51]Cr-Erythrozyten	25	Milz: 1	0,01
[99m]Tc-Erythrozyten	20	vernachlässigbar klein	
Bestimmung des Plasmavolumens:			
[125]J-Albumin	3	Schilddrüse, blockiert: 0,05	0,005
[131]J-Albumin	3	Schilddrüse, blockiert: 0,1	0,01
Bestimmung der Erythrozyten-Lebenszeit und des bevorzugten Abbauortes:			
[51]Cr-Erythrozyten	100	Milz: 4	0,03

Untersuchung Nuklearpharmakon	übliche Aktivität (μCi)	Strahlenbelastung in Rad kritisches Organ	Gonaden
Bestimmung der Eisenresorption:			
[59]Fe-Zitrat	5	Knochenmark: 0,1	0,005
	0,1	vernachlässigbar klein	
Bestimmung des Plasma-Eisenumsatzes und der Utilisation:			
[59]Fe-Zitrat	15	Knochenmark: 1	0,05
Bestimmung der Vitamin-B_{12}-Resorption:			
[57]Co-Vitamin-B_{12}	1	Leber: 0,2	0,1
	0,1	Leber: 0,02	0,01
[58]Co-Vitamin-B_{12}	1	Leber: 0,4	0,15
	0,1	Leber: 0,04	0,02
Plazenta-Szintigraphie:			
[99m]Tc-Albumin	500	(Fetus: 0,007)	0,02
[113m]In-Albumin	500	(Fetus: 0,005)	0,02
[99m]Tc-Erythrozyten	500		0,02
[113m]In-Chlorid	500		0,02
Knochen-Szintigraphie:			
[85]Sr-Chlorid	50	Knochen: 1,5	0,2
[87m]Sr-Chlorid	3 000	Knochen: 0,8	0,03
[18]F-Hexafluorsilikat oder -aluminat	1 000	Blase: 3 Knochen: 0,2	0,1
[99m]Tc-Pyrophosphat, -Poly- phosphat oder -Phosphonat	10 000	Blase: max. 5 Knochen: 0,5	max. 1,0
Lymph-Szintigraphie:			
[198]Au-Kolloid	250	Injektionsstelle:1000 Lymphknoten: 50	0,4
Gamma-Enzephalographie:			
[131]J-Albumin	400	Schilddrüse, blockiert: 10	0,8
Hirn-Szintigraphie:			
[197]Hg-Chlormerodrin	700	Nieren: 5	0,07
[203]Hg-Chlormerodrin	700	Nieren: 70	0,5
[99m]Tc-Pertechnetat	10 000	Dickdarm: 2	0,1
[99m]Tc-Eisenkomplex	10 000	Nieren: 5	0,1
[113m]In-DTPA	10 000	Blase: 5	0,15
Liquorraum-Szintigraphie:			
[131]J-Albumin	100	Hirn und Rückenmark: 7	
[169]Yb-DTPA	500	Hirn und Rückenmark: 6	

Sachregister

141

Literatur

Weiterführende zusammenfassende Werke:

Belcher, E. H. und H. Vetter: Nuclear Medicine
Butterworths, London, 1971.

Deckart, H.: Nuklearmedizin – Einführung in Theorie und Praxis.
VEB Gustav Fischer Verlag, Jena, 1973.

DeLand, F. H. und H. N. Wagner jr.: Atlas of Nuclear Medicine I–III,
W. B. Saunders Company, Philadelphia, London, Toronto,
1969–1972.

Emrich, D. (Hrsg.): Nuklearmedizin – Funktionsdiagnostik.
Georg Thieme Verlag, Stuttgart, 1971.

Feine, H. und K. zum Winkel: Nuklearmedizin – Szintigraphische
Diagnostik.
Georg Thieme Verlag, Stuttgart, 1969.

Oeser, H., W. Schumacher, H. Ernst und D. Frost:
Atlas der Szintigraphie.
Walter de Gruyter u. Co., Berlin, 1970.

Wagner jr., H. N. (Ed.): Principles of Nuclear Medicine.
W. B. Saunders Company, Philadelphia, London, Toronto, 1968.